CHATEAUNEUF-LES-BAINS

ÉTABLISSEMENT DU PETIT-ROCHER

DU MODE D'ACTION
DES EAUX MINÉRALES

Prises en Bains, Boissons, Douches,

PAR

Le Docteur BATAILLE

De Saint-Gervais,

MÉDECIN CONSULTANT A CHATEAUNEUF.

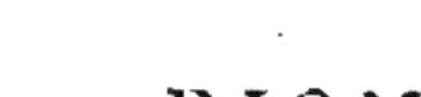

RIOM

Imprimerie de E. GIRERD, rue Pascal, 3.

1884

CHATEAUNEUF-LES-BAINS

ÉTABLISSEMENT DU PETIT-ROCHER

DU MODE D'ACTION DES EAUX MINÉRALES

Prises en Bains, Boissons, Douches,

PAR

Le Docteur BATAILLE

De Saint-Gervais,

MÉDECIN CONSULTANT A CHATEAUNEUF.

RIOM

Imprimerie de E. GIRERD, rue Pascal, 3.

1884

DU MODE D'ACTION

DES EAUX MINÉRALES

Prises en Bains, Boissons, Douches.

Le but que je me propose, dans cette Notice, n'est pas de donner une description de la vallée si pittoresque de Châteauneuf-les-Bains, ni de faire l'énumération des nombreuses sources qui rendent cette station si intéressante au point de vue thérapeutique, mais d'indiquer, d'une façon sommaire, comment nos eaux minérales agissent sur l'organisme.

J'aurais pu donner plus d'ampleur à ma petite brochure, en faisant des dissertations sur les affections qui sont traitées avec succès dans notre station; mais comme je n'avais aucun document nouveau à apporter qui pût intéresser mes confrères, j'ai préféré ne pas imiter certains auteurs qui se sont plu à faire des compilations classiques sur chaque maladie en particulier.

J'ai de plus conservé nombre d'observations sérieusement faites pendant une pratique laborieuse de cinq années. Je me réserve de les publier plus tard, voulant laisser son originalité à cette étude imparfaite mais consciencieuse. Je n'ai pas la prétention de traiter cette question d'une façon complète : les moyens d'étude et d'analyse que j'ai à ma disposition sont insuffisants, et je laisse ce soin à d'autres plus autorisés. Mais je ferai en sorte de donner quelques notions précises qui suffiront, je l'espère, à convaincre quelques confrères sceptiques sur l'efficacité de nos eaux de Châteauneuf.

Le mode d'action des eaux minérales varie selon leur température et leur composition : aussi est-ce un point essentiel pour la pratique que de savoir quels sont les effets produits par les eaux chaudes et par celles qui ont une température moins élevée — en tenant compte également des substances diverses qui sont en dissolution dans ces eaux, et dont la présence peut modifier profondément les effets. Les eaux minérales, en général, sont excitantes et produisent une action révulsive : sous l'influence de cette stimulation qui accroît l'action nerveuse, il se fait un surcroît d'activité dans toutes les fonctions de l'économie.

Dans le bain, la peau devient le siége d'une circulation plus active : mais le phénomène physiologique qui se produit à la peau dépend absolument de la température.

Si la température du bain est au-dessus de 30°, le phénomène qui se produit est un phénomène d'exhalation cutanée : plus la température est élevée, plus ce phénomène d'exhalation cutanée est actif.

Comme cette exhalation cutanée ne peut se faire sans réagir sur nos forces physiques, il est important de ne jamais prendre au hasard des bains d'eaux minérales, et quand on les ordonne, on doit toujours tenir compte des forces et de la constitution des malades, et proportionner la température et la durée du bain à cette constitution. Dans des cas exceptionnels seulement, on pourra s'élever au-dessus de 35°. Généralement il faut s'en tenir, lorsqu'on veut appliquer le traitement des bains chauds, à la température de 33° et 34°, et résister à ce préjugé des baigneurs qui croient que, plus un bain est chaud, plus sûrement et plus vite ils seront soulagés.

Le bain chaud déterminant de l'exhalation cutanée, ayant une action révulsive puissante, s'applique donc parfaitement à tous les cas de congestions viscérales, aux engorgements, aux névralgies, et surtout aux rhumatismes, soit aux rhumatismes musculaires, soit aux rhumatismes articulaires chroniques.

La température n'est pas le seul agent thérapeutique des eaux minérales, dans le traitement des douleurs, névralgies, rhumatismes, etc.; il faut tenir compte des sels et des substances contenues en dissolution dans ces eaux : par ces substances, le travail révulsif, l'exhalation cutanée augmentent d'intensité, subissent une modification spéciale : de là la puissance des eaux de Châteauneuf dans le traitement des diverses affections que nous venons de citer. Il est donc indispensable, pour que des eaux minérales conservent toutes leurs propriétés, qu'elles ne subissent aucune modification : c'est-à-dire qu'elles ne soient pas chauffées si elles sont trop froides, qu'elles ne soient pas refroidies si leur température est trop élevée. Ces additions d'eau froide diminuent leur puissance thérapeutique : l'augmentation de leur température fait plus encore, car cette augmentation ne peut se faire sans les modifier dans leur composition la plus intime.

C'est ce qui arrive dans beaucoup de stations thermales, où les eaux doivent être ramenées par des moyens artificiels à la température moyenne de 32° à 36°.

L'établissement du Petit-Rocher possède le type du bain thermal : c'est le bain Marie-Louise, dont la température est de 34°.

Voici l'analyse faite par M. Finot :

Bicarbonate de soude	1g5129
— de potasse	0 1419
— de chaux	0 3870
— de magnésie	0 1335
— de protoxyde de fer.	0 0100
Sulfate de soude	0 2884
Phosphate de soude	0 0009
Chlorure de sodium	0 2414
Chlorure de lithium	0 0350
Arséniate de soude.	traces.
Crénate de fer	traces.
Silice.	0 0892
Alumine	0 0012
Manganèse.	traces.
Acide carbonique libre	1 5796

Ce bain, récemment découvert, est celui

qui convient le mieux dans la généralité des affections rhumatismales. Il laisse dégager d'innombrables bulles de gaz carbonique, qui viennent s'attacher à la peau du baigneur et la recouvrir complètement : aussi sa puissance révulsive est-elle considérable et utilisée avec succès non-seulement dans les rhumatismes les plus rebelles et dans toutes les congestions chroniques des reins, du foie, de la vessie, des intestins, de l'utérus, etc., mais encore dans le traitement des affections chroniques de la plèvre et du poumon.

Cette annexe du Petit-Rocher a été construite dans le style des établissements balnéaires modernes, et on a dû établir à distance une machine à vapeur pour le fonctionnement des douches et des baignoires.

La présence de cette machine a intrigué beaucoup d'ignorants, qui se sont imaginé qu'elle servait à chauffer le bain. Je me garderai d'attribuer cette assertion à la malveillance, mais je dois à la vérité de la démentir et de rétablir les faits tels qu'ils sont, afin que les malades qui fréquentent la station du Petit-Rocher soient bien convaincus que rien d'artificiel ne vient troubler l'efficacité de ses eaux.

Avant de terminer ces considérations générales sur les bains chauds, je dois dire qu'il est des cas où ces bains ne peuvent être administrés : il y a contre-indication toutes les fois qu'on trouve une prédisposition aux hémorrhagies. La circulation, en effet, étant activée par les bains chauds, cette prédisposition ne peut être qu'augmentée.

De même, cette suractivité de la circulation peut déterminer des accidents cérébraux chez des sujets dont le cerveau se congestionne facilement.

Il est à peine utile d'ajouter qu'un médecin honnête doit renvoyer impitoyablement tout malade atteint d'anévrysme, ou d'affection cardiaque grave, ou encore présentant les symptômes de la phthisie à un degré avancé.

Plus le bain se rapproche de la température moyenne de 30°, plus faible se fait le phénomène d'exhalation cutanée. A un degré qui se rapproche de 30°, mais qu'il est difficile de préciser, l'exhalation cesse et est remplacée par un phénomène opposé, un phénomène d'absorption cutanée. Ici, j'aurais à ouvrir une large parenthèse si je voulais rappeler toutes les discussions, les controverses, auxquelles a donné lieu cette question de l'absorption par la peau. Je me contenterai de réfuter la seule objection que font encore ceux qui n'admettent pas cette absorption. Pour eux, l'enduit huileux, secrété par les follicules sébacés et qui recouvre toute la surface de la peau, est un obstacle à l'absorbtion.

Cet enduit, qui ne s'oppose pas à l'exhalation cutanée, n'est peut-être pas assez impénétrable pour que cette absorption soit tout-à-fait impossible dans des conditions ordinaires.

Toujours est-il que, dans un bain d'eau

minérale, la question ne peut plus être envisagée de la même façon. Cette couche grasse, huileuse disparaît au bout de quelque temps : les sels alcalins, contenus dans l'eau minérale, décomposent cette matière grasse en acides gras, qui forment, avec la base, un savon soluble dans l'eau. La peau se trouve donc dégagée de tout obstacle à l'absorption.

Lorsqu'on pénètre dans le bain du Petit-Rocher, on éprouve d'abord une sensation de froid qui persiste tant que n'a pas eu lieu ce phénomène de saponification. Au bout de 5 à 6 minutes, une douce chaleur à la peau, une démangeaison trés-tolérable, des fourmillements, des picotements indiquent que cette opération est terminée, et que la peau commence à subir l'action de l'eau minérale et des sels qu'elle contient.

Dès que le phénomène physique d'endosmose cesse ou seulement diminue d'intensité, la sensation de chaleur diminue également et fait place à une sensation de froid, qu'on ne doit pas endurer trop longtemps : aussi les bains froids sont-ils généralement de plus courte durée que les bains chauds.

L'eau absorbée passe dans le torrent circulatoire, où elle dissout les substances anormales, et les élimine en les entraînant avec elle, soit par les urines, soit par les matières fécales, soit par les glandes sudorifères, ou enfin par les bronches.

Cette action dépurative de l'eau n'est pas la seule conséquence de son absorption : les sels qu'elle contient et qu'elle entraine dans le sang sont susceptibles d'assimilation et viennent reconstituer des éléments dont l'affaiblissement et l'amoindrissement sont la cause de tant de maladies chroniques.

Voici l'analyse qualificative et quantitative du bain du Petit-Rocher :

Acide carbonique libre	1g 155
— sulfhydrique	traces
Bicarbonate de soude.	0 915
— de potasse.	0 438
— de chaux.	0 408

Bicarbonate de magnésie.	0 175
— de protoxyde de fer.	0 028
Sulfate de soude.	0 428
Chlorure de sodium.	0 340
Arséniate de soude	traces
Crénate de fer.	0 095
Alumine.	traces
Lithium	0 035
Matières organiques	traces

Quant à sa température, prise à plusieurs époques, je lui ai trouvé 27°. Cette température de 27° favorise énormément l'absorption cutanée. — On peut donc avancer que les deux bains : Marie-Louise et le Petit-Rocher possèdent les deux températures les plus propices pour obtenir les meilleurs résultats d'un traitement hydro-balnéaire.

La diversité des substances contenues dans l'eau du Petit-Rocher indique combien doit être complexe son mode d'action sur l'organisme.

Le programme que je me suis tracé est trop restreint pour que j'entreprenne d'assigner le rôle qui revient à chacune de ces substances; il serait impossible, d'ailleurs, de suivre toutes les associations chimiques qui se font entre nos tissus et les substances en suspension dans l'eau absorbée. Ces sels sont décomposés, et l'organisme s'assimile les parties qui doivent contribuer à sa reconstitution. L'eau du Petit-Rocher est, comme toutes celles de Châteauneuf, une eau bicarbonatée, sodique, ferrugineuse.

En résumé, elle est excitante à un degré élevé : elle favorise, par ses substances alcalines, la résolution des engorgements viscéraux, en même temps que par les sels de fer, elle fortifie les tissus et donne au sang plus de plasticité.

Depuis longtemps, l'action excitante et reconstituante de ce bain est connue des personnes qui fréquentent Châteauneuf. Aussi est-il suivi, non seulement par de jeune filles et de jeunes femmes, au teint pâle, décoloré, minées par l'anémie ou la chlorose, mais encore par tous ceux dont la constitution est affaiblie pour une cause quelconque — et qui n'ont pu trouver aucun soulagement par les traitements toniques les mieux appropriés. Si dans beaucoup de cas on ne peut être assuré d'une guérison radicale, on est toujours certain d'obtenir une amélioration notable, pourvu que la cause de l'anémie, de la cachexie ne tienne pas à une lésion organique. J'ai obtenu des résultats merveilleux dans des cas désespérés où avaient échoué les traitements toniques les plus énergiques, les préparations martiales les plus solubles. Par ses substances alcalines, par son gaz carbonique, le sang se trouve modifié en très-peu de temps : de là, son action réellement puissante dans toutes les affections de l'estomac et des intestins. Dyspepsies, gastrites, gastralgies, gastro-entérites chroniques, sont rapidement soulagées par les bains du Petit-Rocher. Il est vrai de dire qu'il faut attribuer une large part des heureux résultats obtenus dans ces affections du tube digestif, à l'ingestion d'une eau minérale appartenant au même groupe : l'eau de la buvette du

Petit-Rocher, qui est une eau de table sans rivale, en même temps qu'elle a une action très-heureuse sur les muqueuses dans toutes les affections chroniques de l'estomac et de l'intestin.

Les eaux minérales prises en boisson sont, en effet, le complément indispensable d'un traitement balnéaire bien dirigé, toutes les fois qu'il ne s'agit pas exclusivement de douleurs rhumatismales musculaires ou articulaires.

L'établissement du Petit-Rocher, unique dans son genre, possède, outre ses deux bains, deux sources buvettes : la source Chevarier et la buvette du Petit-Rocher.

La source Chevarier, suivie de tout temps par les catarrheux et les asthmatiques, a été captée de nouveau, il y a deux ans, ce qui a porté son rendement à 30 litres par minute.

Voici l'analyse de cette eau, telle qu'elle a été faite par l'Ecole des Mines :

Acide carbonique libre	1g2744
Silice.	0 0560
Bicarbonate de chaux	0 2952
— de magnésie	0 1062
— de protoxyde de fer.	0 0075
— de soude	1 2212

Sulfate de soude	0 2168
Chlorure de sodium	0 2180
— de potassium.	0 0170
— de lithium	traces sensibles
Acide sulfhydrique.	traces.
Matières organiques.	0 0035

Sa température dépasse 30°.

L'acide sulfhydrique se volatilisant avec une extrême rapidité, c'est à la source seulement qu'on a pu constater sa présence. C'est donc une eau légèrement sulfureuse, en même temps que ferrugineuse ; elle active toutes les sécrétions : urines, sueurs, et surtout les sécrétions des bronches. Après quelques jours de son ingestion, l'expectoration devient abondante, facile, ce qui explique leur application dans les affections chroniques du poumon et des bronches.

Dans beaucoup de cas, elle peut remplacer les eaux arsénicales du Mont-Dore, dont elle n'a aucun des inconvénients.

La buvette du Petit-Rocher est, sans contredit, la plus réputée de toutes les sources de Châteauneuf et, partant, la plus fréquentée.

Cette eau, dont la température est moins élevée que la précédente augmente l'appétit et facilite les fonctions digestives ; en effet, excessivement gazeuse, elle excite toutes les sécrétions, surtout les sécrétions salivaire, gastrique, et active aussi les contractions péristaltiqnes de l'intestin, sans avoir les inconvénients des eaux trop froides, qui peuvent déterminer de la cardialgie, voire même des coliques, surtout si leur ingestion se fait à jeûn, ou n'est suivie d'aucun exercice.

Outre cette stimulation des glandes et des muqueuses, due à la présence du gaz carbonique, cette eau est absorbée par la muqueuse de tout le tube digestif, pénètre dans le torrent circulatoire, et détermine un double travail d'élimination et d'assimilation qui continue sous une autre forme l'effet de l'eau minérale absorbée par la peau.

En voici l'analyse faite par M. Lefort :

Acide carbonique libre	2g 024
Bicarbonate de soude.	0 528
— de potasse.	0 539
— de chaux	0 545
— de magnésie.	0 126
— de protoxyde de fer.	0 042
Sulfate de soude.	0 271
Chlorure de sodium.	0 283
Arséniate de soude	traces
Crénate de fer.	indices
Silice	0 100
Alumine	traces
Lithium	traces
Matières organiques	indices

Comme l'indique l'analyse, cette eau contient en dissolution des quantités énormes de gaz carbonique : elle est, en effet, la plus gazeuse des eaux minérales de Châteauneuf.

Cette quantité de gaz en fait une eau de table par excellence, en même temps qu'une eau médicinale exceptionnelle, à cause de l'action très-heureuse qu'elle exerce sur la muqueuse de l'estomac et du tube digestif, ce qui la rend inappréciable dans toutes les affections chroniques de l'estomac et de l'intestin : gastrites, dyspepsies, entérites, gastralgies, etc.

Elle est, de plus, par les autres substances qu'elle contient en dissolution, une eau essentiellement réparatrice et reconstituante.

Elle peut donc s'appliquer à toutes les affections chroniques de l'estomac, en même temps qu'aux anémies et aux chloroses, surtout lorsque ces dernières affections s'accompagnent de dyspepsies, de gastrites, comme il arrive fréquemment.

D'autres sources plus ferrugineuses, celles de Chambon, doivent aussi faire partie de tout traitement reconstituant, lorsque les fonctions de l'estomac ont conservé toute leur intégrité.

Ces sources sont situées très-heureusement sur le bord de la Sioule, à une distance de l'établissement du Petit-Rocher suffisante pour obliger les plus apathiques à un exercice salutaire, et pas assez grande pour fatiguer même les personnes les plus anémiées.

Nous voyons que la lithine entre pour une certaine part dans la composition des eaux dont je viens de donner l'analyse. D'après M. Truchot, l'eau de la buvette du Petit-Bocher contiendrait 0g35 de chlorure de lithium par litre.

Or, on sait que la plupart des eaux recommandées contre la gravelle, la goutte, renferment des composés lithiques auxquels elles doivent leurs propriétés antigoutteuse et lithagogue. On peut donc prévoir quel avenir est réservé à nos thermes de Châteauneuf, lorsque des expériences plus nombreuses seront venues démontrer, non-seulement leur efficacité dans le traitement d'une affection qui compte tant de victimes, mais encore leur supériorité sur les eaux alcalines consacrées par l'usage, par ce fait qu'à Châteauneuf on n'aura plus à redouter l'action débilitante des eaux minérales alcalines.

Leurs propriétés reconstituantes enlèvent toute crainte à cet égard.

Pour ma part j'envoie chaque année, à Châteauneuf, les goutteux de ma clientèle (ils sont nombreux à Saint-Gervais), et jusqu'à présent j'ai obtenu de très-bons résultats.

La douche fait presque toujours partie du traitement hydro-balnéaire.

Son action résolutive et révulsive varie selon le diamètre et la hauteur de la colonne liquide, selon la pression et la température de l'eau employée. En dehors de son action directe sur le système nerveux, qui la rend applicable aux névroses, aux névropathies et à quelques affections mentales, elle est un adjuvant très-utile dans le rhumatisme musculaire, articulaire, et dans les engorgements chroniques des viscères.

La douche est administrée de différentes manières : selon son mode d'administration, elle est descendante, ascendante ou latérale.

Les douches descendante et latérale peuvent être en jet ou en pluie.

Il y a encore la douche en spirale, qui atteint toutes les parties du corps à la fois.

Quant à la douche ascendante, elle s'applique aux deux orifices naturels de l'extrémité inférieure du tronc, c'est-à-dire en injections ou en lavements. Les injections ou douches vaginales sont presque toujours indiquées dans le traitement des affections chroniques de la femme.

Ces affections : anémie, chlorose, dyspepsie, gastralgie, etc., sont toujours plus ou moins liées à un état morbide de l'utérus, lorsqu'elles n'en sont pas la conséquence.

Leur application exige beaucoup de précautions que je ne puis indiquer ici.

Les lavements ou douches rectales sont aussi indiquées dans nombre d'affections du gros intestin.

Elles ont d'abord une action directe sur la muqueuse intestinale, action plus ou moins intense, selon que le jet est lancé avec plus ou moins de force. En second lieu, elles facilitent l'absorption des substances contenues dans l'eau minérale : on sait, en effet, que la muqueuse rectale est susceptible d'absorption.

Nous venons de voir que nos eaux alcalines de l'établissement du Petit-Rocher s'appliquent avec efficacité aux rhumatismes, à la goutte. Ces deux affections constituent deux formes différentes d'une même unité morbide : la diathèse arthritique. Beaucoup d'affections chroniques de la peau se rattachent au rhumatisme, à la goutte, c'est-à-dire peuvent être considérées comme appartenant à la diathèse arthritique.

Ces arthritides, contre lesquelles sont à peu près impuissantes les eaux arsenicales, sont radicalement guéries par nos eaux alcalines du Petit-Rocher. Aussi est-il de première importance, lorsqu'il s'agit de maladies cutanées, qu'un diagnostic sûr indique si l'on a affaire à une constitution arthritique, herpétique, scrofuleuse, etc.

Le bain du Petit-Rocher jouit d'une réputation très-ancienne contre les maladies de peau ; aussi était-il appelé autrefois *bain des galeux*.

Souverain contre les arthritides, il rend également de grands services dans les scrofules, les herpétides, et j'ai dès à présent enregistré un nombre considérable de cures radicales. Ces cures ont été confirmées par les praticiens qui, déçus par les eaux arsenicales, avaient eu l'heureuse idée d'adresser leurs clients à Châteauneuf.

LES

EAUX DE CHATEAUNEUF.

LYON.

IMPRIMERIE TYPOGRAPHIQUE ET LITHOGRAPHIQUE

DE LOUIS PERRIN,

rue d'Amboise, 6, quartier des Célestins.

LES EAUX

DE

CHATEAUNEUF,

PRÈS DE RIOM,

PAR V. T.

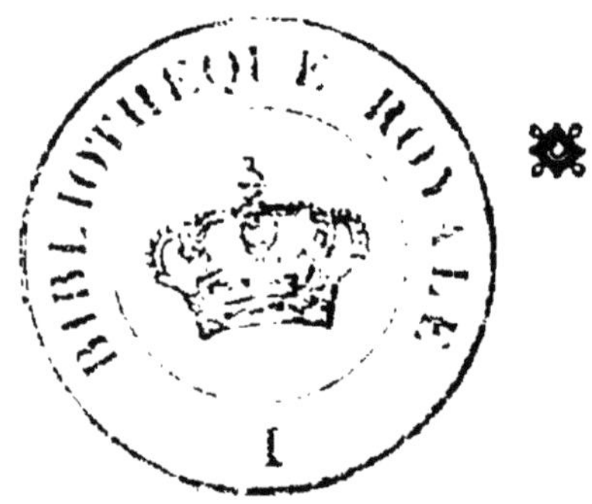

A LYON,

CHEZ AYNÉ NEVEU, RUE ST-DOMINIQUE, 2,
et les principaux libraires.

—

1837.

BORNÉ à quelques notes topographiques et statistiques, entremêlées de brèves réflexions et de petits vers sans importance, qui ont dû être supprimés, ce que l'on va lire ne pouvait être d'abord, comme sa forme l'indique, qu'une simple confidence, ou, tout au plus, une Épître à l'Amitié. Puis, l'imagination s'évertuant sur ce sujet, faute de mieux, le cadre s'est, peu à peu, agrandi, et, tant bien que mal, rempli. C'est l'histoire ou l'origine de beaucoup de livres, et particulièrement de cet opuscule. Ce qu'il importe d'observer, c'est qu'il a été écrit, imprimé, et doit être, avant tout, considéré comme publication utile. Bien plus, on croit pouvoir ajouter, sans paradoxe, qu'il conserve ce caractère jusqu'à la fin.

On a négligé la division par chapitres et l'éloquence des pages blanches, peut-être parce que l'on n'en comprend pas bien les avantages. Ce qui a paru d'un avantage réel et d'une utilité générale, c'est de révéler, pour ainsi dire, l'existence d'un établissement thermal précieux, placé au centre du royaume, à peine connu de deux ou trois départements, et qui mérite de l'être de tous. Le moyen employé est-il bon? est-il convenablement exécuté? a-t-il atteint ou n'a-t-il pas dépassé le but? — Questions oiseuses, s'il plaît; plus inutiles encore si le goût le réprouve : dans tous les cas, il n'appartient pas à l'auteur de les résoudre. Ses observations pourraient expliquer le mélange de ton et de couleurs qui sera remarqué dans cette faible composition : elles ne le justifieraient pas aux yeux d'un lecteur grave. Ce serait beaucoup si elles parvenaient à émousser les traits de la critique, ou à en diminuer le nombre. — D'abord, il n'a point entendu parler aux savants ni aux érudits : il est à peine digne de les écouter, et ils le verront bien. Il leur a emprunté des mots plutôt que des idées, et leur demande sincèrement pardon de ce larcin, qui ne pourrait être excusé qu'autant qu'il prêterait quelque attrait à la science. — Quant à ceux qui sont à l'affût des primeurs du Parnasse ou des terres moins élevées, et quelquefois un peu marécageuses, qui l'entourent, il est certain qu'ils ne trouveraient là que des fruits sans saveur, dont leur palais a perdu l'usage.—Le suffrage des hommes de goût serait quelque chose de bien doux à recueillir : mais à qui est-il permis d'y aspirer? C'est l'encens qui fume au plus haut de l'Olympe; c'est l'ambroisie dont s'enivrent les Dieux, qui ne coule que par eux et pour eux. Et cela est juste. Dans la république des lettres, comme on disait autrefois, des idées neuves et élevées, soutenues par la dignité de l'expression, doivent seules obtenir le droit de cité. Mais, à propos d'eaux minérales, de gastrite et de médication, prétendre intéresser à-la-fois les favoris d'Esculape et les amis des Muses, le valétudinaire et l'Hercule ou l'Adonis du jour, ce serait compter sur un concours de sympathies bien rare, pour ne pas dire impossible. Ils ont bien à faire vraiment d'hygiène et de thérapeutique, même de la Médecine de l'ame! Ils ne les dédaigneront peut-être pas toujours, mais pour le moment ils s'en soucient peu : soit dit sans mauvais augure, et seulement pour les prémunir contre des retours funestes.

A qui donc s'adresse cette brochure, cette espèce de prospectus, si l'on veut? — Principalement aux affligés de corps et d'esprit, — l'un ne va guère sans l'autre, —à ces pauvres malades chroniques, asthmatiques, goutteux, vaporeux, cacochymes, hypocondriaques, comme on les appelle, — *et quorum pars...* mais non incurables, cependant, s'ils osent se confier à l'eau merveilleuse qui leur est annoncée.

Or, le nombre de ceux-là est assez considérable, à tous les âges et dans toutes les conditions, dans les villes et même dans les campagnes. Ils abondent surtout à une époque où les révolutions de tout genre, d'accord avec les épidémies, ont frappé les faibles organisations, et même les plus fortes, d'une perturbation grave dans ses effets immédiats, et non moins fâcheuse dans ses suites. Oui, ceux-là, surtout, reconnaîtront la vérité de certaines impressions, qui, pour d'autres, seront exagérées, ou purement imaginaires.—Ce n'est donc pas trop s'abuser que de croire au moins aux dispositions bienveillantes, même à la gratitude de cette portion de l'*humanité souffrante*. — Une autre part de la société, une part d'élite, que caractérisent la délicatesse des sentiments, et une compatissance instinctive pour toutes les peines, pour toutes les misères, ne sera pas la dernière à honorer d'un gracieux accueil, une production où elle est individualisée sous des traits que sans doute elle ne désavouera pas. — Au reste, quels que soient la position et le rang des personnes entre les mains desquelles pourra tomber ce petit livre, elles voudront bien ne pas perdre de vue les observations suivantes. Tout ce qui est dit sérieusement et en termes positifs, de Châteauneuf et de ses Eaux, ainsi que d'autres localités, rapidement parcourues, est exact quoique incomplet. — Quant aux fictions, aux traits de fantaisie, également faciles à reconnaître, on doit se garder de toute application, de toute interprétation : elle serait nécessairement fausse. — Que si l'on voulait, après cela, y voir une tentative malheureuse ou déplacée, de littérature pittoresque, classique ou romantique, miroitante, transcendante, etc. L'auteur n'aurait rien à répondre à une telle accusation, si ce n'est que pour un ballon d'essai, peu importe le lieu ; que, malgré ses aberrations, l'amour de la vérité, dont il fait profession, demeure sauf ; qu'enfin il n'a eu d'autre prétention, à l'égard de ses lecteurs, que de leur être, s'il est possible, agréable pendant un quart-d'heure et utile pour la vie. — Est-ce trop ? ou n'est-ce point assez ?

LES

EAUX DE CHATEAUNEUF.

I.

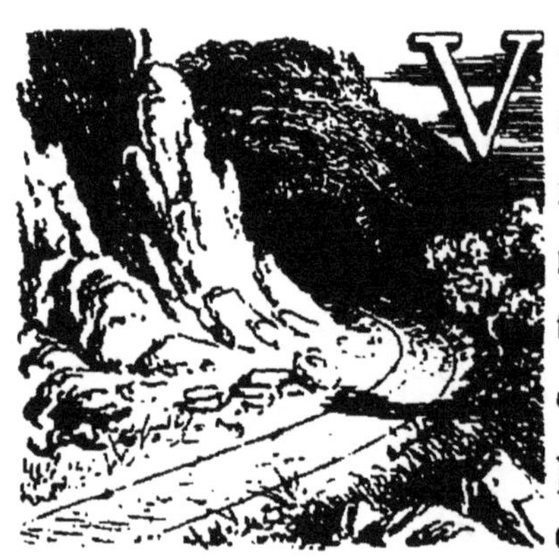

Vous voulez, mon ami, que je vous fasse un récit de ma visite à Châteauneuf, un récit vrai, n'est-ce pas? mais simple et sans art, ajouterai-je : à cette condition, je suis à vos ordres. Ne croyez pas, cependant, que je vous transporte d'un saut au but du voyage : je veux vous le faire un peu désirer. — N'allez pas non plus vous effrayer de la longueur de la route, même des prodiges qui pourront s'y rencontrer. —Et d'abord, en voici un, je pense, qui, raconté à nos aïeux par un nouveau débarqué des bords du Niger ou de l'Ohio, leur eut fait ouvrir de grands yeux, mais dont, depuis plusieurs années, nous ne sommes pas plus surpris, nous, que de cette autre merveille de la vapeur, ou du cours des astres. C'est à vous dire, qu'à peine hors de la barrière de Perrache, il nous fallut percer, de part en part, une montagne, puis successivement trois ou quatre autres, et mesurer au moins cinquante mille aunes de ruban, et d'un double ruban de fer, je vous jure; et nous étions, sans mentir, plus de cent à la file, emportés ainsi, en ligne droite, et par un mouvement irrésistible, à travers les entrailles de la terre.... — Mais ce n'est pas des *Rails-ways*, ni des progrès de l'industrie que j'ai à vous entretenir. Ainsi, rien sur Saint-Étienne, pour le moment, par la raison qu'il y aurait trop à dire. Sur Montbrison, pas davantage. C'était avant ou après, mais, à coup sûr, autour de minuit que nous le traversâmes, par les boulevarts, comme on dirait à Paris. Point de lune ni d'étoiles au ciel; dans la ville pas un réverbère : jugez comme je l'ai bien vue. — Quant à Boën et Noiretable, endroits charmants sans contredit, vous me dispensez d'une notice; même du château de Labatie, des naïves bergères et des rives embaumées du Lignon, que dire après le tendre d'Urfé ?

Je franchis donc la limite du département de la Loire, pour entrer dans celui du Puy-de-Dôme. Passons vîte devant ces noirs sapins et ces rocs arides... Quelle nature abrupte et sauvage! quelle solitude! Mais du courage et quelques coups d'éperons, et nous verrons briller l'Oasis, je veux dire Thiers. Suivons le *Cordon* : c'est la route qui conduit à ce chef-lieu d'arrondissement. Ses plis larges et sinueux se déroulent avec grace et par une douce pente, sur la montagne, dont il embrasse les contours; mais les précipices dont il est bordé, ses parapets inachevés, et la chaîne inégale des pics opposés, qui bornent l'horizon au sud, rappellent assez bien les horreurs de *Chaille*, au delà du Pont-de-Beauvoisin.

Thiers, bâti en amphithéâtre, sur le versant méridional d'une assez haute montagne, malgré ses rues tortueuses et fortement inclinées, vu à distance et du milieu de la belle route de Clermont, présente un aspect imposant et riant à la fois, encadré comme il l'est au mois de juillet, dans son vaste et riche vignoble. Vous avez sans doute entendu parler de sa fabrique de couteaux, de ses papeteries, et de l'activité laborieuse de ses habitants. Là, du matin au soir, retentissent les coups de marteaux, plus ou moins cadencés, sur les fortes enclumes, les cris aigus des limes et des scies, qui s'exercent sur le fer, l'ivoire et l'écaille indigènes; le tout avec accompagnement des sons rauques et discordants du joyeux ouvrier qui, tout en limant, rêve à ses amours, ou plus innocemment, peut-être, à la bouteille du cru dont il arrosera le soir son gosier altéré.

Le costume des gens de la campagne est assez original à Thiers, leur coiffure surtout. Elle ne pourrait certainement être mieux disposée pour les garantir des influences atmosphériques. Celle des femmes, formée de bandelettes, retombe en large tuiles, sur les épaules. Elles se munissent de plus, au besoin, d'un énorme chapeau de paille, de six pieds de circonférence, qui les dispense, comme on peut le croire, de tout autre abri, en cas de pluie. Le feutre grossier des hommes leur cède peu en dimension.

A peu de distance de Thiers, on passe la *Dore*, qui donne son nom à toutes ces cîmes noirâtres dont la chaîne se déploie dans le lointain, sous un ciel vaporeux. On arrive à *Lezoux*, assez propre et jolie villette, puis à *Pont-du-Château*, autre ville ou village; peu importe. Le sol est déjà d'une grande richesse dans cette partie. Les blés étaient en maturité, les champs couverts d'abondantes récoltes, et d'arbres qui attestent une puissante végétation. Mais les habitations m'ont paru assez rares sur la route, du moins jusqu'à Pont-du-Château, qui est aussi *Pont-sur-Allier*.

Mais du sérieux, voici Clermont : oui, Clermont-Ferrant, entendez-vous, c'est-à-dire mieux que Clermont-Lodève, que Clermont (Oise), même que Clermont-Tonnerre, et que tous les Clermont du monde, le véritable *clarus mons*, enfin.

II.

SANS flatterie, c'est une belle position que celle de Clermont. — Figurez-vous cette immense plaine de soixante lieues carrées, dont la fertilité n'a point d'égale, la *Limagne*, en un mot, entourée de ces monts non moins célèbres, ces puys ou pics fameux, de *Dôme*, de *Sancy*, de *Royon* (ou *Rognon*), *etc.*, *etc.* A peu près dans le milieu de cette magnifique vallée, s'est élevé, ou plutôt semble s'être exprès abaissé au niveau d'un simple monticule, un autre dôme plus petit, comme l'ovaire, au centre du calice d'une fleur. C'est là que sont fixés, comme les mille étamines d'une rose, les beaux édifices et les élégantes habitations qui composent la cité. — Dans une contrée où la puissance de la végétation rivalise avec les richesses minérales qu'elle recèle, ce n'est peut-être pas pousser trop loin la hardiesse de la comparaison, que de la voir tout entière sous la forme de la reine des fleurs, ou, si vous l'aimez mieux, d'un dahlia superbe, étalant avec orgueil, sous le firmament, ses pétales étincelants de pourpre et d'or. — Telle ne fut pas toujours cette contrée, autrefois sillonnée et couverte par la lave des volcans, et qui dut offrir alors le terrible spectacle des plus grands désordres de la nature; ni même encore dans des âges moins reculés, lorsque devenue le berceau de l'antique et fière nation des *Arvernes*, une culture grossière ne put qu'insensiblement, et à la suite des siècles, affaiblir cette rude empreinte des convulsions souterraines, que le temps, au reste, n'effacera jamais : mais telle brille et s'élève aujourd'hui, au dessus de tant de riches régions de la nouvelle France, celle pour qui fut consacré le beau nom de Puy-de-Dôme! — Eh ! quel autre département, de l'intérieur surtout, pourrait entrer en parallèle avec celui-ci, pour la beauté pittoresque et la variété des sites, unie à tant de fécondité ? — Fécondité non moins remarquable dans l'ordre moral que dans l'ordre physique. C'est le pays qui a vu naître Blaise Pascal, la plus haute expression peut-être de l'intelligence humaine; Michel de l'Hôpital, le modèle du citoyen et de l'homme d'État, le plus beau caractère et l'une des plus grandes figures de l'histoire; Domat, l'une des lumières de notre législation; Désaix, ce pur emblême de la bravoure et du patriotisme ; Delille, aimable et digne interprète du génie; l'amiral d'Estaing; Thomas, Marmontel,

Champfort, échos encore sonores, des grandes voix de leur siècle; les Montlosier, les Chabrol, les Barante, les Pradt, célèbres à des titres divers; et vingt autres illustrations également chères aux sciences, aux lettres, à la patrie.

Quant au chef-lieu, je sais bien que tout n'y est pas digne d'admiration. On y rencontre, comme dans les plus belles villes du monde, des maisons, des rues, des quartiers même, demeurés là comme de misérables antiquités, ou plutôt de tristes restes de barbarie. Ce sont les ombres du tableau; mais elles disparaissent devant l'ensemble des grands objets qui, tour à tour, sollicitent les regards du voyageur curieux. — Aussi ne voit-il que ces hôtels, ces palais, ces jardins, ces halles, ces vastes places, ces belles fontaines d'eaux limpides et pures, que d'opulentes cités sont réduites à envier. Il admire surtout, après l'église, déjà si remarquable de Notre-Dame-du-Port, cette Cathédrale magnifique, quoique inachevée et entourée, comme la primatiale des Gaules, d'ignobles boutiques. Il s'étonne comment le patient et habile ciseau de l'artiste éfila ces colonnes, découpa ces festons, et courba ces ogives symétriques

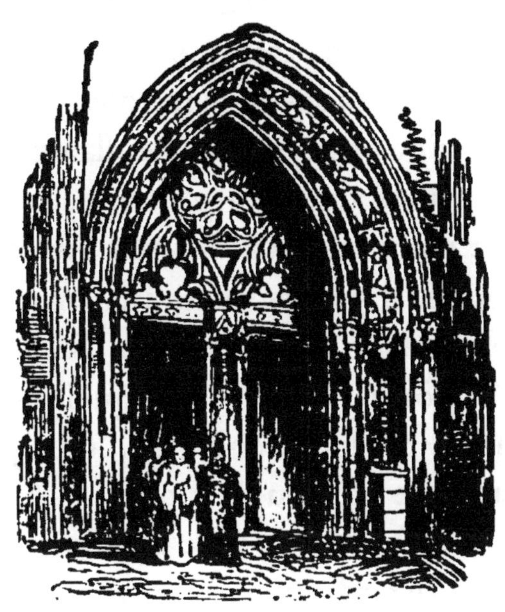

et gracieuses. Pourquoi faut-il que naguère un ouragan impétueux, et les coups redoublés d'une grêle affreuse, aient fait voler en éclats les brillants vitraux qui éclairaient cette basilique? Pourquoi, à une époque plus néfaste encore, un vandalisme insensé, tournant ses fureurs contre les figures impassibles qui la décoraient, se plut-il à leur faire subir d'horribles mutilations ? Pourquoi, enfin, la main si lente de l'art, n'a-t-elle point encore réparé ces ravages ? Attendons. Bientôt, peut-être, quelque riche et puissant du jour, désabusé des frivoles jouissances de la vie, et saintement enflammé de l'amour de la vraie gloire, ouvrira ses trésors pour continuer et accomplir l'œuvre commencée, il y a six cents ans, par le vénérable évêque, *Hugues de la Tour*. — Mais qu'importe, après tout, quelques ornements, quelques ciselures, quelques arceaux, de plus ou de moins. — Au milieu de cette belle nef, telle qu'elle se montre à vos regards, ne sentez-vous pas votre ame s'agrandir et s'élever, comme appelée vers la céleste patrie? Puis, voyez cette chaire : c'est de là que tombèrent autrefois ces accents d'une éloquence si vive et si pénétrante, qui savait amollir les cœurs les plus endurcis, et soumettre les plus rebelles ; qui tonnait aussi dans les palais, et foudroyait les vices des grands jusqu'au milieu des pompes de la cour du grand roi? — N'entendez-vous pas cette voix, tantôt mélodieuse et persuasive, tantôt forte et terrible, qui saisit, entraîne, soulève des dalles ébranlées du lieu saint, et, comme un seul homme, tout un auditoire éperdu ?.... O Massillon ! orateur touchant et sublime, docte et pieux prélat, doux et humble chrétien, ta voix apostolique ne résonne plus sous ces voûtes sacrées, mais ton ombre illustre semble y planer encore, pour affermir dans les mains de tes successeurs le flambeau de la foi, que les tiennes portèrent avec tant de gloire pour Dieu, et tant de fruit pour son Église. Tu lui léguas, avec l'ardente charité qui te consumait, ces saintes paroles qui partout ont le pouvoir de ranimer, de vivifier l'ame mourante, qui, transmises, d'âge en âge, par des bouches pures comme la tienne, féconderont jusqu'à la fin des siècles, la noble terre d'Auvergne, cette terre aimée du Ciel, où fleurissent à la fois les grands talents et les grandes vertus! . .

. . . .

Ce qui m'a paru caractériser Clermont, c'est la convexité de sa masse et sa forme arrondie en mamelon; placé au centre, vous êtes aussi dans la partie la plus élevée, continuellement rafraîchi par une brise légère : Vous dirigez-vous vers un point quelconque de la circonférence, vous suivez nécessairement une pente plus ou moins inclinée, mais nulle part trop rapide, ayant toujours devant les yeux une chaîne majestueuse de montagnes, assez rapprochées pour former une belle perspective, assez éloignées pour ne pas offusquer la vue, ni nuire à la libre circulation de l'air. Vous arrivez ensuite à une place spacieuse, d'où le point de vue acquiert un nouveau développement. Au midi, c'est le beau parallélogramme qui se termine par la fontaine pyramidale de *Désaix*, l'Académie, le Jardin botanique, la route d'Issoire et cette riche campagne qui sépare les deux villes. Au couchant, c'est la place, l'hôtel et le jardin de la Préfecture, puis cette vaste place du *Jaude* que son étendue et sa nudité font ressembler à un Hippodrome, ou à un Champ de Mars, et d'où l'on découvre si bien le roi des Monts de la France, avec son superbe cortége : A droite, les *Dômes*, arrondis en forme de coupole, ou, si vous voulez, comme la bosse d'un dromadaire, soulevée par une ébullition impuissante; mais dont le plus grand nombre offrent, au sommet de leur cône, un effrayant cratère; à gauche les *Dores*, dont les assises, plus larges et plus surbaissées, se terminent souvent en pics aigus. Au nord et à l'est, la belle promenade et la place d'Espagne, celle des Jacobins et son curieux *Château-d'eau*; au dessous sont les faubourgs qui n'écrasent pas la ville, car ils rampent à ses pieds; plus loin ces riches guérets, ces vertes prairies, au milieu desquels s'élève l'antique *Mont-Ferrand*, fier vassal de Clermont : La vue s'arrête enfin et se repose délicieusement sur ces côteaux, couverts de vignes et parsemés de villas, qui se déploient de tous côtés comme un immense panorama.

Mais il faut bien tout cela, direz-vous, pour dédommager de l'absence de rivières et de quais, dont vous ne parlez pas, et pour cause, sans doute. J'avoue que l'*Allier* et le *Bédat*, qui, d'ailleurs coulent à quelque distance de la ville, n'ont rien de comparable aux deux beaux fleuves qui baignent les murs de votre cité, et de l'honneur desquels vous seriez tout disposé, je crois, à vous constituer le vengeur, s'il pouvait jamais être attaqué;— ce qu'à Dieu ne plaise. Mais, vous conviendrez aussi, qu'avec ou malgré vos grands affluents et vos belles chaussées, vous mourez en hiver, embrumés, inondés, quelquefois submergés, ou bien étouffés, faute d'air et même d'eau, en été. Il est tel quartier important, que je pourrais nommer, qui s'estimerait heureux de posséder une simple place avec une fontaine, comme celle de *Delille*. Aura-t-il longtemps encore à désirer ce bienfait?—Horace avait bien dit: *Nihil est ab omni parte beatum*; et nous répétons avec moins d'élégance : *Il y a toujours quelque chose qui cloche.*

Mais j'oublie, mon cher ami, que je ne suis point arrivé au but de ma course; que ce n'est point sur Clermont ni ses environs que vous attendez des détails qui, d'ailleurs, se trouvent partout, et mieux tracés qu'ils ne pourraient l'être par un crayon novice et inhabile comme le mien. — Je m'aperçois aussi que je ne vous ai rien dit de la *Fontaine pétrifiante* (qui serait mieux nommée *incrustante*), ni du *Pont naturel* de *Saint-Allyre*, de la *Grotte* de *Royat*, de la *Momie des Martres*, du *Lac-Pavin*, du *Dolmen* (autel druidique), de *Saint-Nectaire*, de la *Cascade du Mont-Dore*, des *Coulées de lave*, des statues de Pascal, de Désaix et de cent autres curiosités naturelles ou artistiques; ni de l'antique *Gergovia*, où Vercin-Gétorix balança ou même éclipsa un moment la fortune de César; ni des hommes éminents de l'époque, M. le D. *Lavort*, M. *Lecoq*, chimiste et naturaliste,... mais la liste serait trop longue encore, je m'arrête.—Ce que je viens d'essayer n'est qu'une faible esquisse d'un grand et beau tableau, une impression de voyage, qui ne peut avoir d'autre utilité que de vous engager à recourir à de meilleures sources, ou plutôt à voir de vos propres yeux un pays si digne d'être exploré, et que je n'ai malheureusement pu que traverser en courant. Ne vous fiez pas trop aux recueils pittoresques; ils ne peuvent suppléer une visite réelle des lieux. L'un dit : le *Royon*, n'osant dire *Mont-Rognon*; l'autre écrit le Mont-*d'Or*, comme tout le monde. Tout le monde aussi dit que vous êtes allé aux *îles* d'Hyères, quoique vous n'avez fait que passer par la ville de ce nom, sans avoir mis le pied dans les îles. Au fond, rien n'est moins ressemblant que la plupart de ces tableaux d'après nature. J'en veux même à Taylor et Nodier, qui, dans leur magnifique ouvrage sur *l'Ancienne France*, et au milieu de tant de belles choses dont ils l'ont enrichi, n'ont donné qu'une vue très incomplète de Châteauneuf. — J'ai fini ma critique et mes digressions. Cependant permettez-moi encore une observation qui rentre dans mon sujet et m'achemine d'autant : je veux parler des Omnibus, aussi élégants que ceux de Vaise ou de Perrache, qui, toutes les deux heures, font communiquer Clermont avec Riom, et *vice versâ*: pour quinze sous, vous parcourez deux lieues de la campagne la plus riante et la plus fertile de la terre, passant en revue les Dores et les Dômes qui encadrent ce charmant paysage.

III.

Rien n'est régulier, calme et silencieux comme *Riom.* Là, peu de commerce; plus de mouvement et de vie comme à Clermont, si ce n'est les jours de marché ou de solennité judiciaire. La magistrature, le barreau, la noblesse, dominent par le rang, le pouvoir, la fortune et même le nombre; car tout y tient ou veut y tenir, de près ou de loin. Aussi, tout respire à Riom un air de gravité, de doctrine et d'autorité, qui vous saisit et vous avertit que la justice y rend ses oracles, en termes plus précis : la Cour royale ses arrêts. Là, plus d'un digne héritier des Domat, des Chabrol, entretient, par ses discours et ses écrits, le feu sacré de la science. L'Auvergne possède un nouveau Furgole (et même plus que l'auteur du *Traité des Testaments*), l'un des illustres fondateurs ou coopérateurs du Code civil. Les travaux de son âge mûr éclairèrent le Tribunat, et le placèrent depuis au premier rang des jurisconsultes. Son front vénérable brille aujourd'hui à la tête de la haute magistrature du pays. Je l'ai vu interroger un accusé avec cette dignité calme et pleine de douceur qui commande le respect, en même temps qu'elle rassure l'innocence, et oblige, en quelque sorte, la vérité à se montrer.—Mais pourquoi ce beau palais ne s'achève-t-il pas? C'est donc comme à Clermont, où toutefois les travaux continuent : Ici l'on attend peut-être des crédits supplémentaires. Rien, au moins, ne paraît manquer à la *Maison centrale* de détention. Ses hautes et longues murailles noires, sont bien fermées de toutes parts L'église de *Saint-Amable* est belle au dedans comme au dehors.

Mais, pendant que je considère et que j'admire, les chevaux sont partis; et, bien qu'on lise partout: *Voitures à volonté*, on ne peut trouver en ce moment un conducteur de bonne volonté. Il faut attendre une heure ou deux, davantage peut-être... patience. J'aurai le temps de monter à la *Tour de l'horloge*, d'où la vue doit s'étendre si loin... Mais voici la diligence de *Mont-Luçon*, je la saisis au passage, ou plutôt c'est elle qui m'emport à travers *Combronde*, et me laisse à *Saint-Pardoux* : c'est toujours quatre lieues sur sept. J'ai compté sur mon étoile, et au besoin, sur mes jambes, pour faire les trois autres. Elle ne m'a pas trompé, voyez quel bonheur ! Je trouve là à choisir entre la monture de l'immortel chevalier de la Manche et celle de son écuyer. Devinez celle que je prends : celle du héros? non, l'autre. J'aime la douce allure du modeste animal, dont l'importation, de Palestine ou de Syrie, me paraît être un des résultats les plus positifs des conquêtes des Croisés. Or, je ne puis être plus fier qu'un templier ou tout autre chevalier de la croisade. Nous voilà donc, l'un portant l'autre, chevauchant par monts et par vaux, franchissant ravins et rivières. Mon guide, moins érudit que

Sancho, et dont il fallait quelquefois traduire les locutions auvergnates, ne laissait pas, croyez-le, que de charmer beaucoup les tribulations du pélerinage. Pour vous, si vous ne voulez pas courir la même chance, assurez-vous d'une voiture à Clermont ou à Riom, et suivez le grand chemin. — Malgré le plaisir que j'avais à voyager, avec mes compagnons, je ne manquais pas de faire, de temps en temps, à l'un d'eux, cette question : Voyons-nous Châteauneuf ? apercevons-nous Châteauneuf? — Et la réponse était toujours : Pas encore, pas encore. — J'étais près de douter de son existence. Fatale inconséquence de l'esprit de l'homme! Porté d'abord à tout croire, il doute bientôt quand il ne voit pas !.... Enfin s'offre à nos yeux, à une portée de canon, sur une hauteur, un château qui commande le vallon et les monticules d'alentour. — Cette fois, c'est bien lui ? — Ah ! oui. Au dessous est l'église, un peu plus bas la maison de M. le curé. — Mais, repris-je, les bains ne sont pas établis là-haut ? — Oh non ! c'est la *paroisse*, ils sont beaucoup plus rapprochés; avançons, avançons toujours; maintenant tournez la tête à droite, regardez là-bas, là-bas, au fond de la gorge, au bord de l'eau, ce beau bâtiment.... — Ah ! je vois, ce toit cintré, dont l'ardoise réfléchit les rayons du soleil : ce sont les bains. — Nous descendons, à pas précipités, cinq ou six zigzags, largement taillés dans les flancs de la montagne; nous passons à bac la *Sioule*, claire et rapide, qui peut avoir en cet endroit de quarante à cinquante mètres de large; et, en suivant une jolie avenue, entre le cours de la rivière et un assez beau jardin, nous arrivons dans l'établissement thermal.

Pour mettre s'il se peut, mon ami, quelque ordre dans ma narration, je vous parlerai successivement des hôtels, — des fontaines ou sources minérales, — des bains, — puis des promenades et autres agréments du lieu; et je tâcherai, sur tout cela, d'être sobre de réflexions inutiles.

—-Mais d'abord, vous allez me demander : qu'est-ce que Châteauneuf? est-ce ville ou village ? — Ni l'un ni l'autre, en vérité. Le chef-lieu de la commune se compose, je vous l'ai dit, d'un château, de l'église, de l'humble presbytère, dont on ne voit que le toit, et d'une ou deux chaumières, je crois, moins apparentes encore ; puis, à certaines distances, beaucoup de maisons isolées, ou groupées par deux, par trois, par quatre, cinq ou six au plus, disséminées sur une assez grande superficie, le tout formant une population de plus de 900 habitants : voilà Châteauneuf.

IV.

JE vais vous faire maintenant la statistique des hôtels, car, sur ce point, c'est du positif que vous voulez.

1° *Hôtel du Grand-Bain.* Déroy, traiteur. Table d'hôte. Déjeûner à dix heures.

Diner à quatre. Prix : 5 fr., compris le logement. On y donne aussi des chambres à 1 f., et l'on vous sert séparément. Braves gens, bonne table et service bien fait.

2° En face est le bel édifice thermal, construit en 1833, dont la vue frappe de loin et le premier les regards. On l'appelle simplement l'*Hôtel* ou le *Café*. Il a, en effet, ces deux destinations. On pourrait également l'appeler le *Bain chaud;* car il renferme, au rez-de-chaussée, deux piscines de bains chauds (v. plus bas), plus, deux autres de bains tièdes, des baignoires particulières et une fontaine d'eau chaude. Le premier étage se compose, d'un côté, d'un vaste et beau salon à l'usage de la bonne compagnie; de l'autre, d'une belle salle de billard, et d'une autre plus petite pour les privilégiés du café. Le deuxième et le troisième étages se divisent en jolies chambres à un ou deux lits. — Ainsi vous trouvez réunis, sous le même toit, les bains, le logement et le plaisir de la société. — Du reste, on vous servira une tasse de thé, de café ou de chocolat, du vin, de la bière, etc., même un potage; mais là se bornent les attributions des aimables directrices de l'hôtel. Si, sortant de ces spécialités, elles se permettent le pot au feu, la friture ou la grillade, à plus forte raison, un service complet, c'est par excès de pouvoir, de leur part, et par tolérance, de celle du voisin Déroy. Telle est la condition de leur bail respectif; car les deux hôtels appartiennent à une société de deux ou trois propriétaires. Au reste, ces dispositions sont modifiées chaque année, dans l'intérêt le mieux entendu des étrangers.

3° et 4° M. *Simon* possède les deux *maisons* qui joignent les hôtels. Il n'a pas jugé à propos, jusqu'à présent, de leur donner ce nom caractéristique, bien qu'elles le méritent certainement, se fiant sans doute à la vertu du proverbe : *A bon vin point d'enseigne;* ou si vous l'aimez mieux, de celui-ci : *Bonne renommée, etc.* L'une est un véritable hôtel, en effet, pourvu de cordon bleu et de marmitons ; l'autre contient deux carrés de bains et cabinets de douche. Donc, rivale de l'hôtel Déroy et du café, la maison Simon vous offre des avantages semblables ou analogues à ceux qu'ils possèdent. Elle paraît jouir d'ailleurs de la préférence, et en quelque sorte, du patronage de MM. les ecclésiastiques. Mais là, comme dans les hôtels, point d'exclusion. — On dit qu'il n'en est pas toujours de même au Mont-Dore. Un bon et riche négociant des bords de la Saône, fut un jour éconduit d'un hôtel, parce qu'il fut reconnu, à l'inspection de son passeport, pour ne trafiquer que sur les bois, ou le bois (observez la nuance). Il y avait là, sans doute, chambrée de hauts-barons..., de parvenus, peut-être. Quoi qu'il en soit, je vous laisse à décider si c'était un motif suffisant pour mettre un brave homme à la porte.

Un autre bâtiment servant de résidence

à M. le médecin-inspecteur pendant la saison des eaux, complète le groupe ou hameau des *Méritis*; groupe renfermé entre la rive gauche de la Sioule et la montagne qui s'élève presque à pic, et à laquelle fait face, sur l'autre rive, un énorme bloc de granit, à parement droit comme une muraille, et formant à lui seul un autre mont adossé à une chaîne supérieure qui s'étend à perte de vue.

5° A dix ou douze minutes du Grand-Bain, en remontant la Sioule, est l'hôtel du *Petit-Rocher*, qui fait partie du hameau des *Bordats*, dominé par l'église et le château, et dont le sieur Chardonnet, propriétaire et artiste culinaire, élève des Carêmes de Clermont, fait les honneurs à trois ou quatre francs par jour, tout compris, même les *eaux* et les *bains* dans sa belle piscine. Les personnes logées ailleurs peuvent également en user, moyennant une légère rétribution.

6° Tout près de là, sur une éminence, s'élève le superbe hôtel du sieur Ernest N...., avec une cour vaste et ouverte, ornée d'une belle fontaine. Cet hôtel est sur le même pied que le précédent.

7° Enfin, sur le chemin même du Grand-Bain au Petit-Rocher, se trouve avantageusement située la nouvelle construction du sieur N..., dit le *Parisien*, qui doit un jour prendre rang parmi les meilleurs hôtels.

Outre ces caravansérails du premier ordre, il existe, sur plusieurs points intermédiaires ou circonvoisins, plusieurs maisons assez bien disposées, et même d'humbles toits, où ceux qui ne dédaignent pas la simplicité champêtre, trouvent, à des prix modiques, une agréable hospitalité. — Le bel établissement des Méritis, et ses annexes, comme points d'arrivée et de départ, siége des bains chauds et tempérés, et résidence du médecin, ont joui et jouiront toujours d'une suprématie incontestable. Mais ici, comme ailleurs, la concurrence ne peut qu'entretenir une heureuse émulation, qui, en favorisant l'affluence des étrangers, hâtera les améliorations et les embellissements de tout genre, assurera de plus en plus le perfectionnement du service et le soin du confortable, ce besoin nouveau du siècle.

La diversité d'origine des exploitants ne peut même que tourner à l'avantage des visiteurs. — L'un leur offrira le savoir-faire, la prestesse et l'urbanité d'un maître-d'hôtel de la capitale; l'autre la bonhomie et la franchise d'une hospitalité désintéressée. — A l'hôtel Déroy, on se fait un honneur d'être Bourbonnais, ce qui n'a rien d'offensant, au surplus, pour l'habitant des rives supérieures de la Sioule. Celui-ci est peu démonstratif et se hâte lentement; mais il est probe, patient, obligeant, modéré dans ses désirs comme dans ses paroles. Le Bourbonnais est actif, engageant, poli, et ne cède point à ses voisins sur le reste.

Les Simon et les Chardonnet sont d'anciennes souches du pays. Vous verrez au Petit-Rocher toute la simplicité des mœurs patriarchales. Aïeul, père, enfants, domestiques, forment une seule famille. Le commandement y est si doux, que vous aurez de la peine à distinguer les maîtres des serviteurs. Ou plutôt, le maître c'est vous: demandez, et tous les bras sont prêts à exécuter vos volontés. — L'amour, ou, pour mieux dire, le respect conjugal sera pour vous, peut-être, un nouveau sujet d'étonnement: « Mion, montrez, s'il vous plaît, une chambre à Monsieur; — Mion, voulez-vous faire servir le dîné?» — C'est en ces termes, et du ton soumis d'un amant au début, qu'un mari de quatre ou cinq ans parle à sa femme. — Généralement, dans chaque maison, l'aînée ou la plus jeune des filles, la plus chérie, enfin, s'appelle *Mion;* elle conserve ce nom quelques années, au moins, après son mariage, et jusqu'à ce qu'elle ait elle-même une petite mie, qui réponde à son tour à cet appel de la tendresse maternelle.

V.

JE passe à une courte notice des bains et des sources minérales. Ne vous étonnez pas de sa sécheresse : c'est encore de la statistique, nécessairement; et c'est vous dire que vous pouvez, du moins, compter sur son exactitude.

BAINS.

Hôtel-Neuf des Méritis.

1° Le *Grand-Bain* ou *Bain-Chaud*, divisé en deux compartiments ou piscines, l'une pour les hommes, l'autre pour les femmes; chacune peut contenir dix à douze personnes. On y a joint des cabinets de *douche* de la même eau, dont la température est de 30 à 31 °

2° *Bain-Auguste* (tiède, mais dit *Bain froid*), divisé de même en deux carrés distincts et séparés.

Baignoires isolées, dans des cabinets particuliers, alimentées avec l'eau du bain chaud, et surmontées de tuyaux, au moyen desquels on peut prendre la *douche* dans les baignoires mêmes.

— Cabinets de douches particuliers.

Maison Simon.

3° *Bain* dit *tempéré*, qui diffère peu du bain chaud, puisqu'il s'élève à 28 ou 29°, avec cabinets de *douche*. Il forme un bassin commun pour les deux sexes ; mais, comme l'on ne peut y être introduit qu'enveloppé d'un ample peignoir, et sous la surveillance des préposés de l'administration, les sexes sont parfaitement dissimulés, et les lois de la décence toujours bien observées.

4° *Bain Julie* (26°), qui serait plus justement que le précédent, nommé bain *tempéré.* Même observation que pour celui-ci.

Aux Bordats.

5° *Bain du Petit-Rocher*, à côté de l'hôtel de Chardonnet, dont il dépend. C'est une belle piscine, pleine d'une eau claire comme le plus pur cristal, bouillonnante et pétillante du gaz dont elle est saturée. Sa température est de 20 à 25 °. — Ce bain est très fréquenté, non seulement par les hôtes du Petit-Rocher, mais encore par ceux du principal établissement et des autres hôtels des Méritis, quoiqu'ils soient éloignés de près d'un quart-d'heure.

Il existe encore deux autres bains, tout disposés pour l'usage du public, mais d'autant moins usités, que ceux dont je viens de vous présenter la nomenclature sont bien suffisants. Mais rien n'empêcherait de les utiliser.

Rien n'empêcherait non plus d'agrandir les autres bains, et de les élever; car le volume des sources comporterait une plus grande capacité que celle des bains actuels; et la force avec laquelle elles jaillissent à la surface des piscines, annonce que le point de leur décharge ou déversoir n'est pas celui de leur niveau.

EAUX EN BOISSON.

1° *Fontaine chaude* (20 à 25°), dans le grand hôtel thermal. On la prescrit particulièrement aux personnes atteintes *d'affection pulmonaire*, ou chez qui elle complique une autre maladie pour laquelle les eaux ne sont pas contr'indiquées. C'est là que je vis affichées, la veille de mon départ, quelques rimes naïves et touchantes, quoique un peu boiteuses, dans lesquelles un jeune paysan demi-lettré, et condamné depuis longtemps par la Faculté, exprimait avec ardeur sa reconnaissance pour les eaux de cette source, où il avait puisé sa guérison..... » Je lui dois autant qu'à ma mère, disait-il; celle-ci m'a donné la vie; et la fontaine me l'a rendue ». C'était là le sens, du moins, car j'ai oublié la rime N'aimez-vous pas mieux ce simple témoignage de gratitude que le procédé brutal de cet autre malade, qui, arrivé aux eaux avec des béquilles, et tout joyeux de pouvoir s'en passer au bout de huit jours, les brûla sur la place publique; comme si elles avaient été la cause de son mal ? Ce pauvre auto-da-fé empêcha-t-il la douleur de revenir ? Je l'ignore; mais peut-être, regretta-t-il ses béquilles.

2° *Fontaine de la Pyramide.* A cent pas de la première, presque froide. Cette eau est très usitée. Du reste, pas plus de pyramide que sur la main. On dit qu'il en exista une jadis, ce qui importe peu, assurément.

3° *Fontaine du Petit-Moulin* : A cinq minutes de l'établissement en remontant le cours et au bord de la rivière. Cette eau froide, acidule, gazeuse et ferrugineuse, se boit non seulement pure et à jeun ; mais elle forme avec le vin, dans les repas, un mélange délicieux.

La même composition et les mêmes propriétés, à quelques différences près, sont attribuées aux sources 4° du *Petit-Rocher*, 5° de *Lacroix*, 6° de *la Garenne*. Ces deux dernières sont aussi nommées *du Chambon*. Les eaux de ces sources, appropriées à certaines maladies (les gastrites, les gastralgies et les chloroses, je crois), fraternisent aussi très bien avec Bacchus. — Leur température respective varie de 10 à 16 °. Il existe, en outre, des sources sans nombre, dont les eaux n'ont pas été recueillies. Elles se font jour à travers les fissures des rochers, ou sourdent et bouillonnent dans le lit même de la rivière.

VI.

Vous pourriez, mon ami, désirer quelques détails sur les propriétés physiques et médicinales, les divers modes d'administration, et les effets des eaux de Châteauneuf. Ce ne serait même pas la partie la moins importante, ni la moins intéressante de ma tâche, s'il était en mon pouvoir de la remplir dignement. Mais étranger, comme je le suis, à l'art d'Esculape, je dois me garder d'empiéter sur son domaine; et je ne puis mieux faire que de vous indiquer un ouvrage publié en 1834, sous le titre modeste d'*Essai*, par M. H. Salneuve, médecin-inspecteur de ce nouvel établissement (1). Cet écrit, de plus de cent pages in-8, renferme quelques vues neuves sur la nature et l'action des eaux minérales et thermales, en général, l'analyse chimique de celles de Châteauneuf, en particulier, et une série d'Observations précieuses déjà recueillies, sur les divers cas pathologiques dans lesquels elles ont été mises en usage; enfin des préceptes d'hygiène, une topographie et un régle-

(1) Chez MM. Perisse frères, libraires à Lyon. Les libraires de Clermont, etc.

ment administratif, également bons à consulter. Cet ouvrage, dont on ne saurait méconnaître le mérite à la fois scientifique et littéraire, doit être suivi d'un autre plus considérable par le même auteur, et qui pourra former un corps de doctrine assez complet sur les nombreuses applications thérapeutiques des eaux dont la direction lui est confiée.

Je me bornerai donc à vous dire, en somme, d'après M. le docteur Salneuve, que la substance qui paraît dominer dans les eaux de Châteauneuf est le *gaz acide carbonique*, auquel se joint, pour quelques sources, une assez forte quantité de *fer*, plus quelques *sels*, et notamment le *bicarbonate de soude;* le tout diversement combiné dans chacune des sources.

Quant à leurs *propriétés médicinales*, elles sont également bien constatées, quoique ce ne soit que depuis peu d'années que l'établissement est soumis à une organisation particulière, et placé sous l'inspection d'un médecin dans la force de l'âge, et dont les lumières sont à la hauteur de la science. Sa pratique active et judicieuse a déjà obtenu des résultats importants; suivie avec le même talent et le même zèle, elle lui prépare de nouveaux et nombreux succès.

Pour vous faire connaître les maux qu'il a guéris ou soulagés, je vais emprunter ses expressions, que j'affaiblis peut-être en les abrégeant et en les traduisant quelquefois dans la langue vulgaire: « Les affections sur « lesquelles les eaux de Châteauneuf ont eu « une action plus prononcée, dit-il (p. 31), « sont : la gastrite et gastro-entérite chro- « nique (inflammation de l'estomac et des « intestins); — la duodéno-hépatite (obs- « truction du foie); — le catarrhe pulmo- « naire chronique; — la chlorose (pâles « couleurs); — le rachitisme (maladies des « os et particulièrement de la colonne ver- « tébrale); — la névralgie; — la paralysie « partielle d'un membre, suite ordinaire « d'une lésion du cerveau ou de la moelle « épinière; — le rhumatisme musculaire

« ou articulaire; — l'hydropisie des arti- « culations; — les affections nerveuses du « cœur; le catarrhe et autres affections de « la vessie; — les maladies de la peau; — « — les engorgements glanduleux, etc. ».

Certes! voilà une assez belle liste de maladies, et j'en ai retranché plusieurs, comme moins graves : si le dixième seulement des personnes qui en sont atteintes trouvaient leur guérison à Châteauneuf, cette position thermale ne mériterait-elle pas d'être connue, visitée et préconisée, avec autant de raison que d'autres qui n'ont sur elle que le vain avantage du droit d'aînesse? — Que dis-je? sous des rapports essentiels, celles-ci me semblent devoir lui céder. L'art n'indique à Lyon, dans la plupart des cas d'affections chroniques ou autres, qui réclament l'usage des eaux minéro-thermales, que celles d'Aix, de Vichy ou du Mont-Dore, et, à de grandes distances, celles de Plombières ou de Luxeuil, au nord; celles de Bagnères, Barrèges ou autres localités des

Pyrénées, au midi. L'efficacité respective des unes et des autres est incontestable. Chacune a fait des cures merveilleuses; chacune a ses trophées. Mais les dangers qu'elles présentent ne sont pas moins réels, et l'on met moins d'empressement à les signaler. L'action des eaux d'Aix, même de Vichy et du Mont-Dore est puissante; mais par cela même l'abus est près de l'usage; et celui-ci, pour être salutaire, a besoin d'être dirigé par une surveillance continuelle et éclairée. Au Mont-Dore, particulièrement, on sait qu'un froid rigoureux et subit n'est pas chose rare au milieu de l'été. On pourrait citer plus d'une victime ou de l'activité trop grande de ses eaux, ou des brusques variations et de l'abaissement extraordinaire de la température. — Châteauneuf jouit d'une constitution athmosphérique plus favorable aux malades. L'air que l'on respire sur les rives charmantes, tour-à-tour découvertes ou ombragées de la Sioule, est toujours pur et doux. D'un autre côté, les principes minéralisateurs de ses eaux semblent avoir été combinés exprès, dans des proportions appropriées aux organisations les plus délicates. Aussi, tous ceux qui en ont usé en sont revenus guéris ou dans un état de santé notablement amélioré. Et combien, après avoir essayé du Mont-Dore ou de Vichy, les ont quittés pour Châteauneuf!

Quoiqu'il m'appartienne moins qu'à un autre d'expliquer l'action chimique ou mécanique des eaux minérales sur l'économie, vous ne serez peut-être pas fâché de trouver ici résumées quelques idées précises à cet égard. —Suivant les anciens principes, c'est en rafraîchissant, désobstruant, tonifiant les conduits sécréteurs et excréteurs, qu'agissent les eaux prises, soit à l'extérieur, soit intérieurement. — La nouvelle doctrine enseigne que leur action procède par stimulation dermoïde, sur-innervation, excitation vasculaire, afflux des fluides à la périphérie. Au fond, ces théories n'ont rien d'incompatible.

Seulement l'une considérait comme immédiats des effets qui ne sont que consécutifs. L'autre est remontée un peu plus haut, mais a-t-elle découvert l'effet principal, qui devient cause relativement aux autres? Ne prend-elle pas encore des phénomènes particuliers pour des principes? — Mais prenons-la, nous-mêmes, telle qu'elle est, et donnons quelque extension aux expressions trop abréviatives, sous lesquelles nous l'avons reproduite.

D'abord, il est aisé de comprendre que la *surface* cutanée avec laquelle les eaux sont mises en contact, et qui en absorbe une partie plus ou moins considérable, se trouve fortement *stimulée*. Cela se sent et même s'aperçoit très bien, surtout au Petit-Rocher. Vous sortez de ce bain, rouge comme une écrevisse, quoique l'eau, au premier contact, paraisse froide plutôt que chaude. Ce signe extérieur disparaît en moins d'un quart d'heure, mais l'action persiste; et c'est à elle que vous devez cette heureuse modification et ces effets surprenants que vous éprouvez dans tout l'organisme.

L'action nerveuse, concentrée sur un point, venant à être excitée, tend à se diviser, à s'étendre, à se répartir également, et par là aussi, l'irritation locale est détruite, ou considérablement atténuée.

Quant à l'action du cœur et à la *circulation du sang* en général, elle est, à son tour, et nécessairement augmentée; et, par antagonisme, la circulation lymphatique dont la prédominance constitue ou entretient le principe morbide, se trouve modifiée et diminuée.

Les *fluides* enfin, vivement appelés à la circonférence, abandonnent les muscles, les articulations, les membranes muqueuses où ils avaient déterminé ou aggravé des engorgements, des tumeurs, des irritations, et reprennent de même leur cours régulier.

On conçoit donc, de la sorte, que des imflammations, des lésions intérieures, puissent disparaître, ou tout ou en partie; que des organes resserrés, hypertrophiés, puissent se dilater, recouvrer leurs formes et leurs dimensions primitives, (à peu près comme une éponge desséchée que l'on tremperait dans l'eau) et par suite la plénitude de leurs fonctions.

Je puis spécialiser ces observations, si elles ne vous ennuient pas trop. Vous vous rappelez, par exemple, les deux cas de guérison, remarquables, que je vous ai cités au sujet de la *fontaine chaude*; cas, d'ailleurs, bien différents entr'eux, sous le rapport pathologique. — Dans l'un, le *rhumatisme* musculaire ou même articulaire, céda facilement aux immersions répétées dans l'eau ou la vapeur chaude, plus ou moins minéralisée; et le malade guéri, dans l'excès de sa joie, jeta loin de lui et brûla ses béquilles. Vous savez maintenant comment se fit cet heureux changement. Cela d'ailleurs se voit tous les jours. On vous enlève, de même, une phlegmasie des plus aiguës, comme avec la main, par l'application de quelques sangsues, ou toute autre émission sanguine, un dérivatif, ou un révulsif quelconque.—Mais les cas de guérison et surtout de guérison parfaite, sont infiniment plus rares dans le second cas, celui d'une affection et spécialement d'une *phthisie pulmonaire*, arrivée surtout au dernier période, tel que celui où se trouvait apparemment l'infortuné villageois que la reconnaissance faillit rendre poète, et que ne manquera pas de mentionner M. le Médecin-inspecteur, dans ses nouvelles Observations. — Or, on ne peut douter que chez ce malade, l'eau de la *fontaine chaude* n'ait eu pour effet immédiat ou secondaire, de favoriser, de produire la résolution des tubercules et l'absorption de la matière tuberculeuse, d'opérer une cicatrisation, d'arrêter l'altération générale, l'espèce de dégénérescence scrophuleuse à laquelle il semblait devoir succomber, de rétablir enfin les organes dans leur état normal.

Tel est aussi le problême que l'art se propose chaque jour, pour ces maladies réputées incurables, et malheureusement trop nombreuses dans les grandes villes : je pourrais citer un praticien distingué, chargé d'un service important, qui l'a quelquefois résolu, avec bonheur, à l'aide du *proto-iodure de fer*, sagement administré. — Or, ne peut-on pas dire que, dans le cas dont il s'agit, l'eau minérale fournit un moyen analogue, avec l'immense avantage que doit offrir un médicament qui est le produit spontané et incessamment renouvelé de la nature, sur une préparation officinale, que plusieurs circonstances peuvent altérer et rendre sinon dangereuse, du moins sans vertu?

Les notions aujourdhui élémentaires et les exemples particuliers que j'ai cru devoir vous rappeler, convenablement développés par les maîtres de l'art, expliquent, sans doute, avec plus ou moins de clarté, des théories physiologiques plus ou moins exactes, mais que je n'ai mission ni de contredire ni de justifier. Au fond de tout cela, il restera toujours des difficultés insolubles, des principes cachés, des vérités inconnues ou incomprises. Nos organes sont tellement multipliés et tellement unis; ils sont si évidemment soumis à l'empire de l'imagination, sujette elle-même à tant d'illusions, à celui de la volonté et de toutes les facultés morales, qui à leur tour subissent non moins inévitablement l'influence des premiers, qu'il est comme impossible de déterminer précisément les altérations si compliquées dont chacun d'eux est susceptible, les moyens plus innombrables encore d'y remédier, et les modes d'action, si divers, de chacun de ces moyens.

Ainsi la science peut faire chaque jour de nouveaux progrès, et chaque jour encore en avoir plus à faire. En attendant, et quelle que soit la valeur de tel ou tel fait nouveau qu'elle proclame, ce qui demeure acquis à la science et à l'humanité, ce sont les résultats. Or, un résultat positif et qu'on ne peut nier, c'est que, dans nombre de cas où tous les autres moyens connus de l'art avaient échoué, par l'usage bien dirigé de l'eau minérale, quelle que soit sa nature et son action intime, l'économie à été sur-excitée et modifiée, les sécrétions, cause ou effet peu importe, ont été régularisées et augmentées, les fonctions vitales, en un mot, améliorées ou parfaitement rétablies.

Que les substances tenues en dissolution dans cette eau, en constituent la principale force médicatrice, c'est ce que l'on voudrait en vain contester, car l'eau ordinaire ne produit pas les mêmes effets. Que des circonstances accessoires, telles que le changement et la pureté de l'air, l'exercice plus actif, l'éloignement des soucis et des affaires, les libres épanchements et les plaisirs d'une société nouvelle et variée, secondent puissamment l'action salutaire des eaux : cela est également possible, très probable même. Sous ce rapport, elles sont un moyen mixte, mais non moins efficace de médication. Ces avantages, au surplus, sont communs, quoique à des degrés divers, à toutes les eaux minérales.

Mais ce qui distingue celles de Châteauneuf, et leur assure la supériorité sur beaucoup d'autres, c'est, permettez-moi de le redire, la variété de leur composition chimique pour chaque source, et surtout la dose modérée, pour ainsi parler, des éléments qui entrent dans cette composition. Leur variété de température et de puissance minéralisatrice permet donc d'en graduer l'emploi suivant le degré d'irritabilité des malades. Aussi opèrent-elles toujours, moins activement, peut-être, que d'autres, mais toujours sûrement; et dans une foule de maladies de natures et de caractères très différents.

VII.

Un autre point qui ne doit pas moins fixer l'attention de l'observateur, c'est le mode d'administration des Bains. Ils se prennent généralement dans les carrés ou piscines, dont deux sont affectées spécialement aux personnes du sexe, deux autres aux hommes; trois ou quatre autres sont communes, et non moins fréquentées. Au début, ceux surtout qui n'ont jamais pris que des bains de ville, choisissent les baignoires particulières; moi-même j'ai pris ainsi les deux premiers bains. Puis, on veut essayer de la piscine; et lorsque l'on y est une fois entré, on ne la quitte plus. C'est qu'on y éprouve un bien-être particulier, et vous le concevrez. La baignoire ordinaire, telle que vous la connaissez, à l'aide d'un tuyau et d'un robinet, se remplit d'une eau chaude et claire d'abord; mais cette eau a bientôt perdu sa chaleur et sa limpidité, inconvénient auquel un renouvellement partiel ne peut que faiblement remédier. Figurez-vous, au contraire, un bassin d'une capacité trente ou quarante fois plus grande, du fond duquel surgissent des eaux assez abondantes pour le remplir en moins d'une heure, et dans quelques-uns avec une violence qui a besoin d'être contenue. Avec quel plaisir on se plonge dans ce fluide ami, qui vous embrasse, et bouillonne et bondit par fois jusqu'à la hauteur de votre front, parcourt tous vos membres, s'épanche et se renouvelle incessamment, comme pour mieux vous faire sentir ses chaudes étreintes, semble pénétrer délicieusement jusqu'à la moelle de vos os, régénérer vos fibres et vous donner enfin une nouvelle vie.

Vous comprenez quel avantage doivent offrir des eaux que leur température (pour emprunter les expressions de M. le docteur Salneuve), permet d'employer ainsi telles qu'elles sortent de l'immense laboratoire de la nature, et par conséquent dans toute leur puissance *native*, sur celles qui, traversant des conduits, et reçues dans des bassins métalliques, leur abandonnent nécessairement quelques-uns de leurs principes constituants, en même temps qu'ils empruntent à ceux-ci une partie de leur composition. Je crois donc, d'après ma propre expérience, que M. l'inspecteur a bien raison d'insister sur la préférence que les malades doivent donner aux piscines sur les baignoires, qui, d'ailleurs, sont toujours à leur disposition.

Une délicatesse extrême pourrait seule éloigner des bains communs. Mais d'abord, aucune maladie contagieuse n'est traitée par les eaux minérales; puis, si, ce que je n'ai pas vu, quelque figure repoussante était admise aux bains, M. le médecin-inspecteur, immuable à son poste, lui prescrirait une heure et une localité particulières.

Quant aux susceptibilités de la pudeur, loin de moi la pensée de chercher à les combattre : ce noble sentiment qui, à lui seul, tient lieu de la beauté, quand il ne s'allie pas avec elle, a pu quelquefois, ailleurs, devenir le but d'un trait passager de la raillerie, ou même du cynisme : ici il est assuré du respect, et ses alarmes seraient sans fondement. D'ailleurs, les dames ont leur piscine chaude et leur piscine tiède; mais elles n'usent pas moins des bains communs dans les carrés d'eaux tempérées; et jamais cette communauté, ce mélange, si vous voulez, ne fut pour elles l'occasion du moindre désagrément. D'une part, il vient aux eaux plus de matrones que d'Hébés; et ces visages, pour la plupart jaunes et amaigris, qu'une triste conformité de souffrances et de besoins rassemble, ne se regardent qu'avec un sentiment de bienveillance et d'intérêt que chacun ressent et inspire à la fois; d'un autre côté, la présence de ces nombreux et respectables pasteurs de l'Auvergne, du Bourbonnais, de la Marche, qui apportent là leurs gouttes et leurs rhumatismes; des juges-de-paix et des magistrats supérieurs, qui ne manquent pas non plus à ce rendez-vous, et deviennent les chefs naturels de cette république passagère, suffit de reste, avec l'œil vigilant des régisseur et préposés, pour y maintenir l'ordre le plus parfait. On parle, ou l'on garde le silence; on sourit quelquefois, mais ordinairement on tient son sérieux, surtout lorsque, ce qui se rencontre souvent, l'aquatique assemblée est honorée d'une grave présidence.

Qu'une jeune femme, au cœur timoré, devance de loin l'aurore, pour jouir seule des prémices de l'une des grandes piscines : à elle permis; mais bientôt on se lasse de cette extrême diligence, et cette sombre solitude fait peur. On vient chaque jour un peu plus tard, on se croit suffisamment en sûreté, quand l'obligeante et sévère *Michon* garde la porte, alors fermée avec un simple loquet, et l'on ne se met plus en peine de qui entre ou qui sort.

La singularité ou l'inconvenance du

bain commun n'est, en effet, que dans l'idée qu'on s'en fait. Tout au plus le premier jour éprouve-t-on quelque surprise. Comme chacun est amené là par la même nécessité et soumis à la même loi, on y est ni plus ni moins à son aise que dans un salon : j'entends un salon de société et non de peinture; car on ne vient pas, à celui dont je parle, pour observer l'effet d'une draperie, ou saisir sous la toile un contour bien ou mal accusé. Il n'y a que des yeux bien exercés ou bien méchants, capables d'une telle appréciation ou d'une telle noirceur; et de ces yeux là, assurément, il n'en existe pas à Châteauneuf. Je vous dirai même, et vous me croirez sans peine, que ce sont les grandes dames qui, en pareille occurrence, font le moins de grimace, passez-moi le terme. — Quelles sont ces grandes dames, direz-vous? —Vous croyez m'embarrasser? Eh! mais... ce sont des femmes ou filles de médecin, de notaire, de juge, en attendant qu'il y vienne des princesses, et il en viendra, n'en doutez pas.

C'est si commode ici, on est si bien affranchi des règles gênantes de l'étiquette. Vous êtes logé dans l'hôtel même des bains, ou tout auprès. Eh bien! en vous éveillant, vous n'avez que votre peignoir à vous jeter sur l'épaule, et votre manteau par dessus. Arrivé à la piscine, vous accrochez l'un, et vous entrez avec l'autre dans le bain; assis sur l'un des quatre bancs latéraux, avec de l'eau jusqu'au menton, vous sentez le bouillon courir le long de vos jambes et de votre épine dorsale, comme un serpent, et rouler en anneaux brûlants, ou faiblement chauds, autour de tous vos membres; mais c'est le serpent bienfaisant et tutélaire d'Esculape. Vous sortez sans plus de cérémonie qu'en entrant, si ce n'est qu'alors l'aide du baigneur vous est nécessaire pour échanger, dans le cabinet de toilette, le linge mouillé contre un sec, ce qui est l'affaire de quelques secondes; vous vous remettez entre vos draps, si cela vous plaît, et faites un sommeil, si vous pouvez.

Puis on s'habille et l'on déjeûne ; on cause, ou l'on se promène; on court la campagne, on fait de la science avec le docteur, qui est en fonds, je vous assure; de la politique avec celui-ci, de la galanterie avec celle-là. Enfin, on boit, on mange, on joue, on rit, on danse; et les jours passent rapides comme les flots de la Sioule. Mais tout ceci mériterait bien, je pense, un chapitre particulier. Achevons d'abord celui-ci.

La saison thermale comprend les mois de juin, juillet, août et septembre. La durée ordinaire d'un traitement est de trois semaines ou dix-huit bains; quelques-uns prennent jusqu'à vingt bains en dix jours, sans compter les douches : c'est une cure bien précipitée. D'autres, par compensation, passent un mois aux eaux pour le même nombre de bains. Ce mode vous paraîtra sans doute mieux entendu, et le premier le plus rationnel. Feu M. Daquin, inspecteur des eaux d'Aix en 1808, et

M. Turk, qui remplit actuellement la même fonction à Plombières, ont écrit que l'emploi de leurs eaux ferait autant et peut-être plus de bien en hiver qu'en été. On peut apparemment en dire autant de celles de Châteauneuf. Mais le médecin qui y est attaché n'y résidant que jusqu'à la fin de septembre, on serait plus tard, privé de ses soins.

Voilà, mon ami, tout ce que j'ai à vous rapporter de plus utile de mon voyage, ou si vous voulez, de ma pointe à l'extrémité nord-ouest du Puy-de-Dôme. Mais si vous ne vous lassez pas de mes causeries, je puis, laissant là la physique minérale, la pathologie et la thérapeutique, revenir à un ordre d'idées plus conforme à vos goûts, et continuer à vous entretenir de Châteauneuf. Ici même le docteur me fournira encore quelques traits.

VIII.

D'APRÈS le premier aperçu que je vous ai donné de ce pays-là, vous croyez certainement que, la vertu et les bienfaits des eaux à part, c'est tout ce qu'il y a de plus affreux au monde; qu'il n'y a pas moyen d'y passer seulement huit jours sans mourir d'ennui. Vous vous tromperiez de beaucoup.

Je ne vous ai pas dissimulé, dès le début, ce que la position de l'établissement thermal peut avoir de défavorable au premier coup-d'œil. Il occupe le fonds d'une vallée, ou plutôt d'une gorge étroite, d'où les regards ne peuvent se reposer que sur des rochers semi-alpestres et âprement accidentés, et sur le cours d'une petite rivière, ornée çà et là, toutefois, d'une assez belle végétation. — Mais d'abord, vous avez dans l'établissement même, outre une salle de billard et un café, lieux de plaisirs tout spéciaux et que comme moi vous ne hantez guères, un superbe salon où se réunit la bonne société. Vous pouvez y lire les principaux journaux de la capitale, et trouver d'aimables partners pour jouer, converser et même danser, si le cœur vous en dit, et si les jambes vous le permettent; car on y danse quelquefois.—Au dehors, un vaste jardin, qui s'embellit chaque année, suffit à la petite promenade nécessaire pendant l'usage des eaux, et offre à toutes les heures de la journée, un agréable rendez-vous aux buveurs et buveuses de bon ton : Je n'ose dire fashionables; cependant il s'y rencontre quelques individus de cette classe à part, de ces princes de la bourgeoisie; les autres sont tout simplement des notaires ou avocats, des administrateurs, des magistrats, des prêtres, à chapeaux ronds, de bons propriétaires, d'honnêtes négociants, etc.

Les grandes promenades ont pour but les divers points de la vallée que l'on peut remonter ou descendre indéfiniment, ou quelques sites agrestes et montagneux; et c'est dans ces excursions que mille jouissances nouvelles vous attendent. Là sur ce beau plateau, à vingt minutes des bains, s'élève le beau château d'Ayat, qui appartenait à Mme la B^{ne} V^{e} du *général* Tarayre. Chaque baigneur lui doit au moins une visite. Il était en vente quand je lui fis la mienne. Aura-t-il échappé, du moins, à la serre des dépeceurs? — Sur le même chemin vous rencontrez des châlets, des moulins, des bergers, des pêcheurs, des champs et des forêts.

En remontant, vous êtes tenté de gravir le superbe promontoire de granite, que battent les flots de la Sioule, et sur lequel sont encore debout les murs percés à jour d'une antique chapelle dédiée à St-Cyr. Vous voyez de loin cette ruine inspiratrice, et bientôt vous ne pouvez plus résister au désir de la considérer de près. Allons, quelques minutes de courage; vous y arrivez, vous la touchez, le charme a disparu.... Vous n'avez devant les yeux que quelques pierres à peine cimentées, croulantes sous les coups incessants de la faux du temps. Mais vous avez conquis, au prix de quelques gouttes d'une sueur salutaire, une des plus belles positions que votre imagination ait pu concevoir. Vous suivez au loin la Sioule, qui se repliant sur elle-même, semble vouloir remonter à sa source, par une ligne presque parallèle à son premier lit; ou plutôt vous voyez deux rivières : l'une vient se briser à vos pieds ; l'autre semble venir du côté opposé, et fuit devant vous.

Du même point, vous apercevez ces longues tentures à plusieurs rangs qui, dans une étendue de deux à trois lieues, tapissent la grève et la pelouse des prairies. Ce sont toutes les toiles qui se tissent dans les départements de l'Allier et du Puy-de-Dôme, et qui viennent aussi faire leur saison dans la Sioule, pour se montrer ensuite avec éclat aux marchés de

Clermont et de Moulins. C'est dire qu'au moyen d'ablutions ou d'immersions répétées, elles passent, par toutes les nuances, du gris au blanc de neige. C'est là un spectacle assez curieux pour l'étranger; c'est surtout une branche d'industrie précieuse pour les habitants, une source de profits d'autant plus considérables qu'ils peuvent l'exercer presque dans tous les temps de l'année.

Je ne fais, mon ami, que vous indiquer un coin du tableau; mais pour un explorateur des beautés de la nature, qui ne craint pas de pousser un peu loin ses excursions, cette partie du département, n'est pas des moins curieuses. —*Manzat*, chef-lieu du canton, duquel dépend Châteauneuf, *St-Gervais* et *Menat*, autres petites villes et justices-de-paix, le *Puy-Chalard* et autres anciens cratères, offrent au géologue et au naturaliste des sujets d'observations intéressants. Il existe près de Menat des carrières de tripoli de diverses espèces, ainsi qu'un établissement pour la calcination du schiste bitumineux, qui est ensuite livré à l'industrie et à l'agriculture ; — à St-Gervais, des mines de houille, etc. Sur les bords du *Lac de Tazana*, ancien et profond cratère, aujourd'hui rempli d'eau, abondent la pouzzolane et d'autres produits volcaniques.

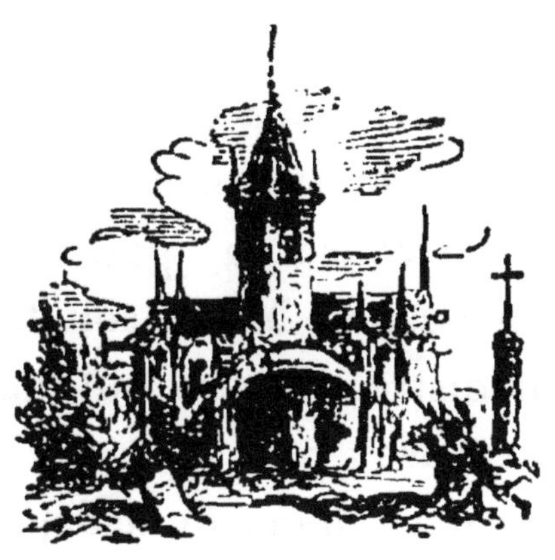

IX.

En attendant que vous y portiez vos pas, voulez-vous aller visiter le *Petit-Moulin* ou le *Petit-Rocher*, qui sont là sous vos yeux? Vous le pouvez; tout vous y invite même : ce ciel bleu, cette voûte de verdure qui couvre le chemin, et vous protégera contre les feux du jour; ces aspects si pittoresques et si variés de la double rive; le murmure de l'onde qui s'accroît et s'élève jusqu'au mugissement d'un torrent furieux, et bientôt s'apaise et laisse à peine entendre ses flots rouler; le poisson qui bondit hors de son élément; le frôlement de cette robe ondoyante, qui vous a effleuré en passant, et se dirige vers le même but. — Vous hésitez; on vous a fait pourtant un salut de connaissance. Mais, soit faiblesse de vue, soit distraction, ou toute autre cause, vous ne l'avez pas aperçu. C'est cette connaissance d'hier, donc déjà ancienne, cette veuve de quarante ans, car on ne dit jamais plus, pour qui vous aviez des attentions à la table d'hôte. Elle y répondait de son mieux, autant du moins que les convenances le permettent ou l'exigent. Ingrat! vous paraissiez alors touché de ses attraits, je veux dire de cet air distingué et plein de bonté à la fois, surtout de son intérêt sympathique à la vue de vos souffrances. Le vent a tourné : vos nerfs ont repris du ton et de l'insensibilité, ce matin ; le froissement des siens, au contraire, n'est que trop attesté par cette démarche languissante, et cette grande pâleur, qui seule vous frappe maintenant. Le fonds chez elle n'a pas changé cependant : sa bienveillance est toujours la même. Mais croyez-vous donc être venu ici, pour ne jamais voir la vilaine face de la pauvre humanité ? oubliez-vous que sous des formes disgracieuses se cache souvent une belle ame ? — Que l'ame est tout, et l'organisation physique la plus parfaite, peu de chose sans elle ? — Vous aimez mieux, dites-vous, une belle ame bien logée. — Quoi ! disciple inconstant de l'école de Platon, vous seriez déjà passé dans celle d'Aristippe ! c'en est fait, l'intéressante veuve n'est plus pour vous qu'une femme respectable. — Mais voici venir des objets nouveaux, scintillants, adorables ! — Parbleu ! ce sont encore nos vis-à-vis d'hier; et je comprends à merveille à présent, à qui s'adressait cette amabilité charmante, dont la sensible voisine se croyait accablée, et dont elle n'avait, au fait, que le reflet. Mais voyez la différence : ici, reconnaissance froide, abord réservé. La timide colombe s'est réfugiée sous l'aile maternelle; la jeune épouse a baissé les yeux et serré le bras de son mari. Inspireriez-vous des craintes? Non, mais votre présence a fait naître de l'émotion : émotion involontaire et sans sujet, sans doute; n'importe, vous n'avez plus l'aisance de tout-à-l'heure. En courant après le bonheur, vous l'avez perdu. Vous rappelez en vain votre verve accoutumée et les cordes les plus doucement vibrantes d'un organe séducteur. Tout en vous, jusqu'à la contenance, trahit une gêne extrême. Eh bien! qu'allez-vous dire? tenez, mon cher, fussiez-vous Don-Juan, Lauzun ou Richelieu, avec des beautés si bien gardées, je vous défie d'échanger d'autres paroles que celles-ci : *Vous trou-*

vez-vous bien aujourd'hui? (car vous n'oseriez même dire : *Comment avez-vous passé la nuit*)?—*Cette matinée est bien belle.— Vous allez au petit-Rocher?* et autres naïvetés semblables; à moins que, par fortune, vous ne soyez en mesure d'apprendre à ces dames quelque chose de bien neuf et de bien piquant sur le défunt ministère, le mariage d'un grand prince, les fêtes royales et populaires, les faits et dits mémorables d'augustes personnages, et les guirlandes de roses jetées sur plus d'une robes de deuil, puis recouvertes encore de crêpes funèbres; — sur l'insolence d'Abdel-Kader, l'audace et les progrès du prétendant, les brillantes et pacifiques conquêtes du baron Taylor, ou la résurrection de Versailles... Pour le moment je ne vous crois pas à la noce; vous êtes raide comme un doctrinaire.

Mais vous voilà au *petit-Rocher*. Allons, puisez dans sa coquille inépuisable, cette eau légère et piquante, si chère aux buveurs, plus encore aux buveuses, qui pétille comme le vin de champagne et réveille si agréablement les houppes nerveuses du palais. Mais pendant que vous savourez le minéral liquide ou le liquide minéralisé, que vous discourez ou entendez discourir sur ses vertus miraculeuses, vos adorables vous ont échappé, et déjà, blanches naïades, sont plongées, ou, pour mieux dire, incrustées dans le mobile cristal, au fond duquel vous pourriez distinguer sans lunettes, le fin bout de leurs orteils, si elles n'avaient soin de le retirer sous l'ample tunique qui les enveloppe. — Vous seriez assez curieux, n'est-ce pas, de juger par vos yeux, en ce moment, de la diaphanéité du bain, d'y contempler ces jolies momies, ces chrysalides d'une nouvelle espèce. —Vous n'avez point certainement à redouter ici le sort d'Actéon; mais faites mieux : la piscine est commune, c'est le moment de partager ce bain délicieux.

On n'entre pas, Monsieur! s'écrie d'une

voix qu'elle tâche de rendre grave, l'inflexible gardienne, dont la fidélité est, au surplus, garantie par un double tour de clé; et vous voilà arrêté tout court par cette sévère consigne. Il plaît quelquefois à ces dames de se réunir, en comité secret, dans la piscine, de la monopoliser une heure ou deux, rarement toutefois, pendant une telle durée. Le réglement n'autorise point cette exclusion de communauté : celle-ci, au contraire, est de règle au Petit-Rocher. Mais là, comme ailleurs, la règle a ses exceptions; il faut bien s'y soumettre. D'autres, avant vous, ont essuyé ce cruel désappointement. Par forme de dédommagement, s'il se rencontre ce soir, quelque couple de vieilles sorcières des montagnes, à la peau sèche et ridée, à l'œil cave et tant soit peu oblique, il vous sera permis de leur tenir compagnie, peut-être. Prenez donc patience, s'il vous plaît, ou revenez tout-à-l'heure. Alors vous pourrez en liberté, du moins en société moins précieuse ou moins hétérogène, faire connaissance avec cet admirable bain du *Petit-Rocher*. Là, du centre et du fond du bassin, sont lancées par une main invisible, des milliers de petites bulles, brillantes comme une pluie de perles ou d'argent : pluie magique dont une coupe renversée, placée à la surface, comprime l'essor, et qui, à l'instant même, se réabsorbe dans le liquide, ou se répand sur votre tête en douce et tiède atmosphère. Peut-être, après avoir essayé des autres bains, dont chacun a son mérite propre, vous en tiendrez-vous à celui-ci. J'ai ouï dire sur les lieux, à un homme de l'art, instruit, étranger comme moi et tout-à-fait désintéressé, que si la vertu du Petit-Rocher était connue, on y accourrait des extrémités de la France.

En attendant, faites un tour sur la place, levez les yeux sur cette jolie petite église, et ces toits rares et inégaux qui l'avoisinent sans la toucher, cet angle de château et cette terrasse qui la dominent. Comme tout cela fait bien dans ce cadre de verdure, sous cette voûte azurée. Si vous aviez, par hasard, à la main, le crayon de Claude Lorrain ou de Duclaux, vous pourriez tirer de là une assez belle page. — Mais prenez garde à la corne de cette pétulante génisse qui devance ses compagnes, pressée qu'elle est d'étancher sa soif au courant de la Sioule. Un autre moment, vous pourrez passer l'eau, non pas comme elle et le berger, à gué, mais dans la nacelle maintenant fixée au rivage; vous visiterez cette modeste maison du Seigneur, que vous croyez d'ici toucher du doigt, et qui s'élèvera encore assez haut pour vous faire un peu suer.

Accordez un coup-d'œil, si vous voulez, à ces autres bains aujourd'hui délaissés, mais dont la faveur ne tardera pas à s'accroître avec le nombre des étrangers; à cette large baignoire naturelle creusée dans le roc, à laquelle M. *Chevarier*, ancien propriétaire et malade guéri par elle, a donné son nom; à cette belle piscine de *la Rotonde*, bouillonnante et savonneuse, dont la nouvelle construction, devenue *carrée*, sera bientôt achevée. — Vous n'êtes qu'à quelques centaines de pas des sources du *Chambon;* celles-ci, enfermées dans de petits puits circulaires, se déversent à gros bouillons à leur surface; elles sont d'une limpidité parfaite, quoique abondantes en acide carbonique, alumine, chaux, soude, magnésie, etc., à états divers; le gaz s'en dégage avec une force qui vous saisit les nerfs olfactifs, et vous oblige à en suspendre la dégustation.

Voyez accourir les buveurs et les buveuses, à ces fontaines de salut. L'une vient leur redemander les roses qui naguère animaient ses joues virginales, aujourd'hui tristement décolorées; l'autre non plus les fleurs, — elles ne manquent pas à sa couronne, ni l'éclat à son teint, ni le feu à ses noires prunelles, — mais les fruits de l'hymen : fruits si doux, quelquefois si amers, mais sans lesquels l'existence de la femme n'est pas complète, sans lesquels le désir insatiable ne renaît que pour ajouter déception sur déception. Celui-ci cherche un soulagement à une douleur poignante, celui-là une diversion momentanée aux chagrins qui le dévorent, tous des sensations, des émotions, des excitations nouvelles. Tout cela, en effet, se trouve au fond de ces eaux merveilleuses, qui soudain sont approchées de toutes les lèvres, et ingurgitées avec plus de délices que le pur moka, ou le nectar des Antilles.

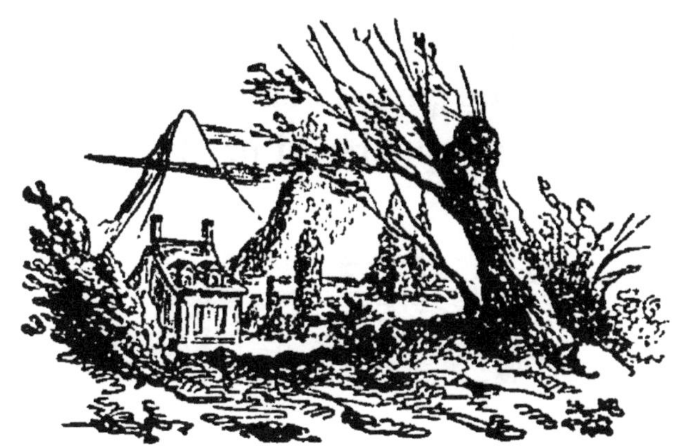

X.

Mais, où vont ces agiles bipèdes et quadrupèdes, le nez au vent? —Lancer quelque hôte paisible des bruyères ou de la forêt. La chasse exige ici un jarret vigoureux. Les vallées profondes, entrecoupées de ruisseaux et de ravins, les roches escarpées se présentent tour-à-tour; mais on peut tenir les hauteurs et abréger les circuits par des sentiers connus. On peut aussi, embusqué dans le coin d'un bois ou l'anfractuosité d'un massif de trachyte, de porphyre ou de gneiss, suivre de l'œil un pauvre lièvre poursuivi par la meute im-

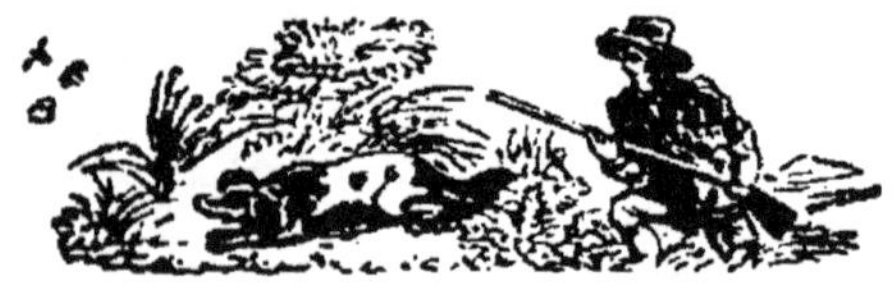

pitoyable; observer les ruses impuissantes d'un renard bientôt réduit aux abois.

A chaque heure du jour, l'avide pêcheur jette l'épervier, ou soulève ses paniers placés de la veille, et qui ne sont jamais assez lourds à son gré. Là, tout habitant est pour ainsi dire amphibie; car il passe une partie du jour, et quelquefois de la nuit, dans la rivière, et toujours impunément, grace au minéral qui y afflue de toute part, et neutralise les effets morbides de l'eau douce. — Votre doucheur, lui-même, après son travail accoutumé, quitte le service d'Hygie, pour faire deux ou trois coups de filet, ou saisir avec la main, sous une pierre qu'il connaît, la truite endormie.

Vous êtes amateur de fleurs, un peu botaniste même. Ici le Créateur a prodigué sous vos pas, sur l'humide rivage, sur le flanc des monts, sur le roc presque nu, la superbe églantine de l'aquilégie, les sceptres d'or ou d'argent du bouillon blanc, l'humble véronique, l'azur des myosotis, la pourpre des digitales et des polygalas, l'incarnat des œillets, mille autres fleurs qui rivalisent d'éclat et vous invitent à les cueillir.

Là, sur cette colline, voyez bondir les agneaux avec leur mère. La pastourelle, qui compte à peine douze printemps, aussi douce, aussi innocente qu'eux, fait retentir l'écho de ses chansonnettes; tandis que le berger, presque adolescent, cueille pour elle, sur le merisier sauvage, le fruit amer qu'elle a déjà dévoré des yeux.

Plus bas, le robuste Auvergnat et son vieux père, tous deux courbés sur les guérets, font tomber sous leurs faucilles et amoncellent d'innombrables épis. De temps en temps, le vieillard relève sa tête blanchie; il essuie la sueur qui ruisselle sur ses joues brûlées et profondément sillonnées, et semble dire, en regardant folâtrer la jeunesse : Et moi aussi, je menais paître mon troupeau sur ces montagnes; mais j'étais plus alerte et plus vigilant que les bergers d'aujourd'hui. Puis, songeant à sa nombreuse famille, il reprend son labeur, et bénit la Providence qui a fait naître et mûrir ces belles moissons.

Mais vous, ce qui vous a frappé d'abord, ce qui vous étonne toujours, ce qui vous attire, ce qui excite puissamment votre intérêt, c'est précisément la nature morte, inanimée. Que dis-je, inanimée? Ces masses énormes, gigantesques, imposantes, si homogènes au premier coup-d'œil, et pourtant si diverses dans leurs éléments comme dans leur structure, ne s'animent-elles pas à vos yeux? — Oui, votre pensée investigatrice pénètre jusqu'au centre du globe : elle voit cet immense foyer de calorique, dont l'action s'est produite et se manifeste encore par des ébullitions, des soulèvements, des injections et des déjections, de vastes et effrayantes éruptions ; elle assiste involontairement aux premières formations, aqueuses ou ignées de la terre ; elle en suit les transformations successives, résultat du travail lent, insensible, et quelquefois terrible de la nature; elle découvre et distingue les roches primitives, plutoniques et métallifères; elle décompose et recompose les couches primordiales, secondaires, tertiaires, sédimentaires, etc. — Tout-à-l'heure votre œil embrassait les vastes nappes de basalte, maintenant votre main hardie attaque le granit, cherche à suivre, à travers le gneiss, les injections du porphyre, saisit les schistes, les bitumes, les conglomérats divers. A la surface, vous observez ces couches également variées, de terrains d'alluvion, plus ou moins fertiles; votre admiration se partage entre les productions végétales qui couvrent le sol, et les richesses encore ignorées qu'il recouvre, et que l'art saura un jour mettre à profit. Puis, comme souvenir de vos excursions, comme trophée de vos découvertes, vous rapportez en triomphe quelque échantillon, rare ou ignoré, d'un riche minerai, un cristal prismatique, étincelant, ou bien seulement quelque belle empreinte de fossile, un fragment transparent ou chatoyant, de feld-spath, de quartz ou de mica.

Mais à quoi bon ce pâle tableau des amusements de la campagne, des beautés simples et toujours variées, toujours grandes de la nature? — Est-il un coin de la terre si reculé et si sauvage, qu'elle n'y soit encore plus riante et plus féconde que l'esprit de l'homme? où elle n'offre à ses pensées un champ sans limites? — Est-elle jamais triste et muette, cette belle nature, pour qui sait l'observer, l'interroger, la sentir? Est-elle froide et stérile, alors qu'elle reproduit incessamment, sur tous les points de son immense domaine, mille trésors divers; soit qu'elle les étale avec magnificence et les offre avec profusion à nos premiers besoins, toujours prête à se dépouiller pour nous de sa plus riche parure; soit que les tenant ensevelies dans son sein, et les dérobant aux regards du vulgaire, elle ne les révèle qu'aux profondes intuitions de l'intelligence, et semble les défendre comme une précieuse conquête réservée aux efforts persévérants de l'industrie. — Oui, le vulgaire seul a besoin, pour admirer sa grandeur, de ces rares phénomènes qui, dans le cours des siècles, prêtent au monde physique une animation étrange. Il semble toujours attendre, au milieu des scènes tranquilles et sublimes, déployées devant ses yeux, que quelque objet singulier vienne les frapper d'une lumière soudaine. Il veut du nouveau, de l'éclatant, du saisissant, de l'imprévu : il demande des miracles. — Quelque apparition extraordinaire peut se rencontrer cependant, même à Châteauneuf; mais il ne s'agit pas d'une éruption volcanique. Écoutez :

XI.

Un soir, après un de ces beaux couchers du soleil qui ne sont pas rares parmi les Dômes, quand il achève de parcourir le signe du lion, lorsqu'aux nappes d'or, sous lesquelles vient de se cacher son disque enflammé, succède cette teinte suave d'opale et d'azur, qui semble se réfléchir jusqu'au fond de l'ame, et la remplit d'une indicible mélancolie, j'errais seul dans le sentier le plus écarté et le plus ombragé de la vallée.... et je me pris, je ne sais comment, à songer à la patrie absente. — Dans le cours de la journée, les distractions de tout genre peuvent faire oublier le pays natal; mais dans les ombres silencieuses du crépuscule et de la nuit, tout retrace son souvenir, si doux alors et quelquefois un peu mêlé d'amertume. — D'un côté, la préoccupation du départ, et la joie anticipée de revoir ce que l'on a de plus cher;

de l'autre, le regret de ne pouvoir, comme on le voudrait, laisser entièrement au fond des eaux qu'on est venu chercher si loin, cette langueur et cette tristesse indéfinissables, sous lesquelles le corps et l'ame abattus, semblent, par moments, près de succomber. Puis viennent les douloureuses réflexions sur l'instabilité des choses humaines, les jeux cruels de la fortune, les vicissitudes et le cours bizarre de nos destinées sur la terre; l'incertitude, bien autrement effrayante, de celle qui nous attend au delà....; la brièveté et la fin, quelquefois si brusque, de ce passage que nous appelons la vie...., puis encore un invincible retour vers les premières années, vers les belles heures de la jeunesse, et, malgré tant de vœux trompés, l'espérance renaissante, une inextinguible soif de bonheur.... — Ces idées n'occupent guère l'homme qui jouit d'une santé florissante, tout entier aux soins de ses devoirs sociaux, de son ambition ou de ses plaisirs; mais elles vien-

viennent, de concert, assaillir celui qui l'a perdue. Elles le poursuivent dans le calme des champs, comme au sein bruyant des cités, sur les rives fleuries, sous les berceaux enchantés, où, du moins le frémissement du feuillage, des eaux et des vents, charme ses souffrances, et s'harmonise mieux avec les sentiments qui l'agitent.

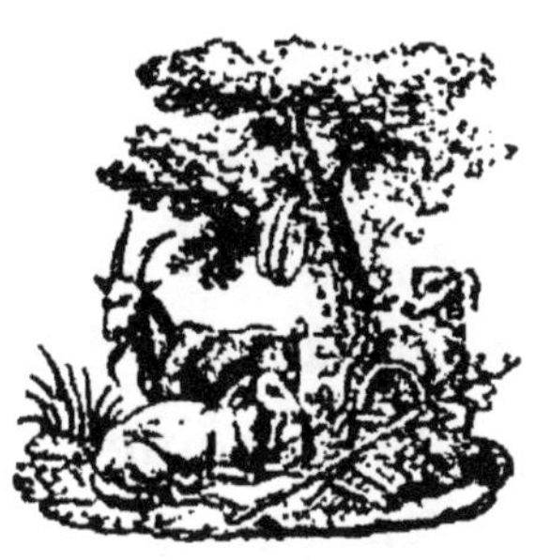

Au milieu de cette fluctuation d'impressions diverses, une profonde et mystérieuse rêverie s'était peu à peu emparée de tout mon être, et l'avait comme détachée de la terre.... Tout-à-coup, ô prodige! se dessine à ma vue une figure humaine ou plutôt céleste, une forme aérienne, le type, je pense, de l'une de ces ravissantes créations de la statuaire antique, ou des pinceaux inspirés, du génie italique ou ibérien. — Quelle pureté de lignes!.... mais aussi, quel coloris! quelle fraîcheur! — Phidias, Praxitèle, Zeuxis! divin Sanzio! Titien, Murillo! est-ce votre art qui m'abuse? quelque nouvelle merveille, fruit combiné de vos loisirs du ciel, échappé de la voûte éthérée?.... Mais non, elle s'avance, elle est près de moi. Comme sa taille ondule, svelte et gracieuse! Une gaze légère, parsemée d'hélénors, d'inachis, en voile à peine les harmonieux contours.... Regard doux et fier, teint de lis et de rose, chevelure d'ébène, nouée de la main d'Euphrosine ou d'Aglaé : rien ne manque à sa parure et surtout à ses attraits. Ce n'est cependant pas la fleur à peine éclose, la vierge qui s'ignore, ouvrant pour la première fois les yeux au monde : c'est une fleur tout épanouie, la jeunesse au zénith de la force et de la beauté. — Près d'Athènes ou d'Éphèse, évoquant mes souvenirs classiques, j'aurais cru infailliblement être en présence de Minerve, ou de la fille de Latone, tout au moins; mais, au moment dont je parle, je n'aurais su dire au juste dans quelle région je me trouvais. Je sais seulement que nous étions là, face à face, tous deux baignés de la même lumière : elle, rayonnante de grace et de majesté; et moi,.... que vous dirai-je? — Interdit, confondu, anéanti, et bientôt transporté d'une extase sublime, je tombai aux pieds de l'immortelle, — car je ne doutais plus que c'en était une, — et je balbutiai, je crois, quelques mots incohérents, qui voulaient dire : amour, respect, adoration... Alors le plus charmant sourire qui jamais ait entr'ouvert des lèvres mortelles ou immortelles, rendit le calme à mes sens : le grillon, le rossignol, le torrent, les zéphirs, toutes les voix de la nature suspendirent leurs concerts; un parfum d'ambroisie se répandit dans le bocage; une voix seule, une voix pure, mélodieuse de simplicité et de noblesse, de naturel et de dignité, sembla tenir attentif tout ce qui jouit sous le ciel de la faculté d'entendre; et je saisis distinctement ces bienveillantes paroles :

« Vous êtes le second qui m'ayez rencontrée dans ce vallon, où je ne fais « moi-même que de paraître. J'ai quitté « des contrées célèbres, pour venir ici « consacrer et conserver des sources de « vie, presque inconnues au delà de cet « horizon borné. Il n'en est point cependant de plus précieuses sur le globe : « chaque jour de l'avenir en étendra les « bienfaits, et la Renommée va les publier en tous lieux. — Mais, que celui « qui veut trouver du soulagement à ses « maux, apporte un cœur plein de foi à « ces eaux salutaires, plein de confiance « dans celui à qui seul j'ai permis d'en

« scruter l'essence, et fait connaître leur « vertu régénératrice. Je lui ai révélé « tous mes secrets, je l'ai comblé de « mes dons. Notre destinée est commune « et inséparable désormais. Absente ou « présente, je saurai maintenir ces eaux « dans leur pureté; mais lui, depuis la « première heure du jour jusqu'à la der- « nière, les dispensera, d'une main li- « bérale, à tous ceux qui recourront à « son zèle éclairé, infatigable. Suivez « ses avis; moi, je vais bientôt vous « quitter : gardez-vous de me poursui- « vre avec une ardeur qui vous serait « funeste. C'est assez que vous m'ayez « entrevue aujourd'hui. Peut-être un jour « vous sera-t-il donné de me revoir, ou « du moins, de sentir ma présence, d'en « jouir avec plénitude et stabilité. Mais « ne cherchez pas à devancer ce jour. « Souffrez patiemment : la souffrance « est aussi un don du ciel, qui donne « du prix aux miens, et qu'il ne faut « pas trop se hâter de rejeter. Revenez

« dans un an, avec tous ceux qui gé« missent dans la douleur. Alors, visible « ou invisible, je répandrai sur vous et « sur eux une abondance de graces, je « remplirai tous vos vœux : je suis Ziloa, « la nouvelle Hygie, aujourd'hui la reine « des nymphes de Châteauneuf ».

Un nouveau sourire, mais plus court que le premier, mais rapide comme l'éclair, termina ces mots, qui, longtemps encore après, semblaient couler sur tous mes nerfs, plus doux que le miel de l'Hymète. — Je voulus de nouveau exprimer les sentiments qui débordaient de mon cœur. Vains efforts ! même, je ne sais quel charme enivrant appesantit un instant mes paupières; et, lorsque je les rouvris, elle avait disparu....

Ah ! vous riez, cruel, et du rire déchirant de l'incrédulité ! Et moi, qui pensais vous attendrir ! moi qui vous ai promis la vérité, et qui ne mens jamais ! Quelle fibre de votre cœur de marbre faut-il donc toucher, pour l'émouvoir? — Vision fantastique! fiction de poète, ou hallucination de malade! — Dites, dites encore... j'ai vu ce que j'ai vu, des beautés telles qu'il ne s'en peignit jamais sur la rétine ou la choroïde de votre œil, telles que ma langue ou ma plume ne pourrait en retracer l'image, quand je le voudrais. Donc, j'achèverai mon histoire, et vous la subirez jusqu'au bout, s'il vous plaît.

.... J'oubliai ses ordres, je bravai sa défense, je l'appelai avec un long cri de douleur et de regret. Point de réponse. Alors, désespéré, furieux, je me jetai à travers les rochers, l'écume des torrents, les touffes ténébreuses et inextricables des forêts, haletant comme l'antilope devant le lion du désert, et bientôt harassé, tombant de lassitude, comme le voyageur égaré à la recherche des sources du Nil... Mais la terre manque sous mes pas, je suis précipité, de gouffre en gouffre, dans un abîme de désolation et d'horreur; mon sang, qui, tout-à-l'heure, faisait battre mes artères avec violence, s'est arrêté glacé; un long frisson parcourt tout mon corps, mes os craquent et se brisent.... Où suis-je? — O mon Dieu! j'ai toujours espéré en vous!

Quel nouvel enchantement! Cette lutte pénible, affreuse, a cessé; il m'en reste à peine un souvenir : je suis sur ma couche accoutumée, guéri, paisible, heureux; — sur ma couche éclairée des premières lueurs de l'aube d'une nouvelle journée.

J'ouvre ma fenêtre, je revois avec transport ce petit coin de tableau qui chaque matin me présente un spectacle plus ravissant. — Ce n'est pas le vieux manoir féodal, au moins, d'ailleurs désarmé aujourd'hui, et dont le goût moderne a fait disparaître les tourelles et la couche brune, qui pouvaient encore le rendre menaçant; — mais la frêle aiguille du clocher, l'humble toit de chaume et le chêne séculaire, qui semblent toujours lui rendre foi et hommage. — Au reste, je n'insulte pas aux donjons, ni ne leur porte envie. Mon aïeul eut le sien, où la justice et l'honneur résidaient avec lui, où la charité abritait l'indigent. C'est par là seulement que sa mémoire m'est chère : pour ses titres et sa gloire, s'il en eut, je ne les renie ni n'en tire vanité.

Parmi les anciens possesseurs de Châteauneuf, l'histoire a consacré le nom d'un chevalier de *St-Herem* , comte de Châteauneuf et de St-Gervais, dont la belle réponse à Charles IX, en 1752, a été enregistrée à côté de celle du vicomte d'*Orthez*. Dans tous les temps, et d'un bout à l'autre de notre noble France, les grandes ames s'entendent et parlent le même langage. Aux noms sacrés de patrie et d'humanité, les Pyrénées et les Dômes ébranlés, se répondent.

Châteauneuf a subi le sort de tant d'anciens fiefs : la glèbe a été divisée entre les vilains, dont les pères autrefois l'arrosèrent de leurs sueurs; le château, entouré d'une jolie garenne et de quelques arpents de terre, est la propriété et la demeure d'un digne juge-de-paix.

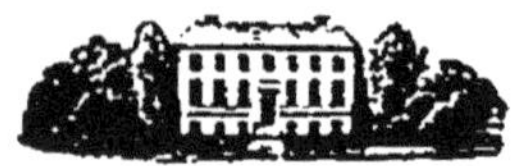

XII.

J'OBÉIS enfin à la voix d'en-haut; mon havre sac et mon bourdon sont prêts; partons. Mais j'ai une dernière visite à faire : La rude pente est gravie, je suis sur le seuil du temple. — Arrière, vains prestiges! c'est ici l'asile de la vérité, le sanctuaire où s'abaissent, comme à Bethléem, la majesté du Dieu vivant, la puissance et la bonté du Maître de l'univers! — Fausses grandeurs de la terre, folles agitations, pompes éblouissantes du monde! d'ici, qu'êtes-vous? Une fumée.

Entrons. Quelle simplicité ! Quel silence ! — Là, point de vitraux radieux, de riches dentelures, de lambris éclatants; point de marbres qui palpitent, ni de toiles embrasées par les mains de Zurbaran ou de Moralès ; ni de moelleux tapis, ni de splendides tentures, dons fastueux de l'opulence. — La pierre, la simple pierre, un bois et un lin grossiers, pour autel. Une terne et informe ébauche de l'art — que n'éclairent pas les feux ardents de la Castille, mais le dernier rayon, le rayon blafard et pâlissant d'horreur du soleil du Calvaire!—pour représenter la tête sacrée du Sauveur des hommes, inclinée et mourante, et la tête du serpent écrasée! — l'amour porté jusqu'à l'immolation; la superbe et l'ambition qui ont cru donner la mort, et se sont tuées elles-mêmes ! — le plus grand acte de l'Humanité et de la Divinité tout ensemble; le mystère des mystères, la vie dans la mort, la terre rachetée par le Ciel!.... Misérable orgueil, qui marche la tête haute et le cœur bas, tantôt dévorant la substance du pauvre, dépouillant et opprimant l'orphelin, gonflé d'arrogance, avide, insatiable de biens, d'honneurs, de vaine gloire; — tantôt plein d'envie et de fiel, roulant dans la fange, quelquefois dans le sang....; hideux, frémissant, intraitable sous les haillons! — regarde, que tu es loin de ce divin modèle! — Baisse donc le front, à ton tour, humilie-le dans la poussière, brise-le sur cette dalle; mais avant, écoute et tremble :

« La richesse et l'indigence, la maladie et la santé, l'ignorance et le savoir, la faiblesse et la force, le pouvoir et la dépendance, la grandeur et la bassesse, la gloire et l'ignominie : vains mots de ton invention! Tout cela est égal devant moi, et tout cela n'est rien, sans la vertu. Non, tout ce que tu recherches ou tu crains, ce ne sont pas des biens ou des maux, mais des ombres qui passent. La Justice seule monte jusqu'à mon trône, seule demeure et s'unit à ma gloire immortelle. Mais cette gloire, ce bonheur inconnu à l'œil et au cœur de l'homme, ne sera le partage que du petit nombre... et déjà les noms des élus sont écrits, en lettres d'or, sur le livre de l'éternité. La foule aveugle, à chaque heure, à chaque moment, court et s'engloutit dans l'abyme des douleurs sans fin. — Regarde donc, regarde encore cette plaie sanglante, cette bouche maintenant fermée, ces yeux éteints, puisque les tiens ont besoin de voir pour comprendre : enfant d'Adam, qui que tu sois, c'est de là qu'un jour sortira ton jugement : trésor de miséricorde ou de colère éternelle! »

O Dieu! que votre regard est perçant, et que votre parole est formidable! — Oui, je vous ai oublié, méconnu, trahi : oui, trop souvent, j'ai pris l'erreur pour la vérité, et quelquefois la vérité... Oh! non, mon Dieu, je n'ai pas cessé de croire et d'espérer en toi, je n'ai pas cessé de t'aimer:

mais ranime et redouble mon amour, et ne m'abandonne plus. Le monde séduit, trompe et délaisse : mais toi, tu ne te lasses pas de nous appeler, et tu ne trompes jamais ; tu tiendras et au delà, toutes tes promesses. — Oh ! sépare-moi des insensés et des pervers; multiplie, s'il le faut, sur ma tête, les coups de ta justice, pour me rendre moins indigne des dons de ta bonté ; — Et que je puisse un jour entrer dans tes tabernacles, te contempler sans voiles... Dans la splendeur ineffable de tes saints... Comme tu es!

Accablé, ou plutôt relevé, consolé, affermi par ces pensées, mon ami, je suis parti, marchant, marchant toujours devant moi.... j'ai vu fuir les cimes bleuâtres des Dômes, des Dores, du Cantal, perdus et comme emportés avec les nuages, par le vent des hautes régions : — mais non, toutefois, sans faire quelques haltes rétrospectives, non sans qu'il me semblât recueillir encore quelques sons affaiblis des échos de la Sioule.... Délicieux rivages, vous reverrai-je jamais? — Oui, oui, j'irai me retremper, m'abreuver à vos sources vivifiantes, je reviendrai rêver sous vos ombrages, murmurer et bénir encore le nom de Ziloa!... Vous y viendrez aussi, mon ami, ne fut-ce que pour vérifier la ressemblance de mes portraits. — Qui sait? malgré cette fermeté stoïque, qui vous met également à l'abri des séductions mondaines et des réactions ascétiques, peut-être que vous vous impressionnerez, à votre tour, que vous sentirez comme j'ai senti et plus vivement encore.... Mais silence, mon cœur, silence! tu rentres dans la paix et le bonheur : sais-tu ce que le jour d'alors, celui de demain, peut-être, te réserve de regrets?

C'est bien assez pour aujourd'hui, mon ami, adieu. Que le ciel vous protége, ainsi que les eaux de Châteauneuf!

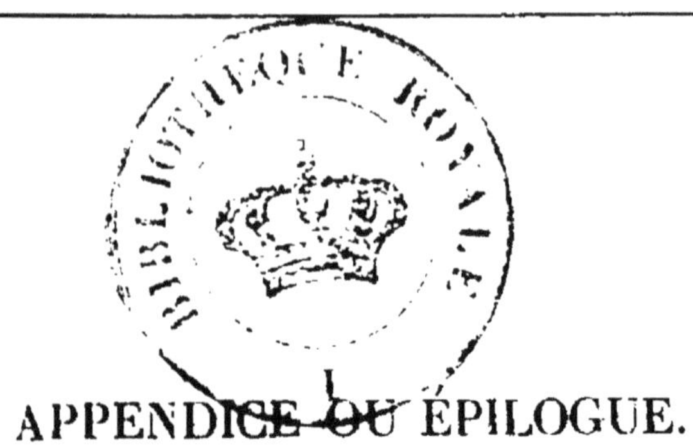

APPENDICE OU ÉPILOGUE.

⁂

Les feuilles qui précèdent n'étaient pas encore toutes sorties de dessous presse que déjà, dans des communications amicales, elles subissaient l'épreuve redoutée de la critique. L'un, juste admirateur des travaux des Thénard, des Chevreul, regrettait de ne pas y trouver l'analyse exacte des eaux nouvelles qui lui étaient signalées.

— L'autre eut désiré des détails statistiques sur la contrée. — Celui-ci, amateur passionné du pittoresque, eut voulu voir presque chaque page coupée par un dessin approprié au sujet. —Celui-là, ennemi du positif et du matériel, mais, en revanche, fou de l'idéal, éprouvait, disait-il, un cruel mécompte de la suppression de quelques vers qu'il avait vus en manuscrit, et se plaignait qu'on l'eût frustré de moitié de ses droits d'aristarque en cette matière.

Que répondre à de telles exigences et à d'autres remarques plus sévères, si ce n'est, comme le fils du meunier de la fable: *On ne peut contenter tout le monde et son père?*

Peut-être sera-t-il mieux, cependant, de suivre les règles ordinaires de la politesse, en faisant à chacun une réponse catégorique, et soumettant le tout au juge suprême des lettres, comme du reste: le public.

L'analyse *chimique* des eaux de Châteauneuf est consignée dans un ouvrage spécial auquel on renvoie. Il a dû suffire, dans celui-ci, d'indiquer les principales substances qui entrent dans leur composition. On ne peut pas tout reproduire. D'ailleurs, sait-on bien à quoi s'en tenir, après ces prétendues analyses? L'illustre Chaptal a dit que dans de telles opérations on ne travaillait que sur un *cadavre*. — Ne sont-ce pas, en effet, des substances dénaturées que celles qui ne peuvent être saisies que plus ou moins longtemps après être sorties du sein de la nature? Aussi l'habile docteur qui préside à l'administration des eaux de Châteauneuf, et qui en a fait l'objet d'expériences consciencieuses, d'après les meilleurs procédés de l'art, s'est-il cru obligé d'en reconnaître l'insuffisance. Il croit que du carbonate de soude devait se trouver, dans l'eau vivante, à l'état de *bicarbonate* (p. 11). — M. Eymard s'exprime de même au sujet des eaux de La Motte en Dauphiné; il pense qu'on est loin d'avoir découvert les principes *mystérieux*, tels que l'électricité ou autre agent tout aussi invisible, tout aussi fugitif et inappréciable, qui peut les constituer principalement. — On sait à quelle divergence d'opinions et de résultats ont donné lieu les eaux d'Aix, seulement depuis M. Socquet et M. Daquin, jusqu'à M. Gimbernat et autres.

M. le professeur Lecoq a donné, il est vrai, avec la précision et l'assurance qui appartiennent à un savant d'un si haut mérite, l'analyse de quelques-unes des sources de Châteauneuf. Mais le célèbre inspecteur du Mont-Dore, M. Bertrand, qui, lui-même, a examiné et expérimenté trois ou quatre autres de ces sources, en indiquant leurs substances minérales, n'en a pas déterminé les quantités proportionnelles. Or, ce n'est certes pas ignorance ou négligence de l'opérateur, mais juste et estimable défiance du savant, qui, après les plus minutieuses investigations, conserve encore quelques doutes, et croit devoir suspendre ses évaluations. — N'en est-il pas des éléments de la matière inorganique comme de ceux de l'ordre zoologique, où l'œil si profondément scrutateur des Bichat, des Cuvier, des Lamark, etc., laisse encore tant à découvrir ?

— S'il se fut agi de présenter des *états* de population et de superficies territoriales, par communes, cantons et arrondissements, de productions naturelles, industrielles, etc., on nous rendra la justice de croire que les matériaux ne nous auraient pas manqué, ni la patience pour les mettre à profit. Mais il est au moins douteux que des tableaux de ce genre eussent généralement intéressé, alors surtout qu'il est facile à chacun de les trouver ailleurs.

—Quant à la partie *pittoresque*, si quelqu'un la trouve faible, l'auteur en est fâché : pour lui il n'avait pas compté sur ces ornements. C'est une pure courtoisie, une aimable obligeance du typographe distingué et ingénieux, qui, en donnant ses soins à cette publication, a voulu plus particulièrement contribuer à en assurer, s'il est possible, le succès. Il lui a fait assurément plus d'honneur qu'elle n'en méritait. Qu'il reçoive ici le témoignage d'une reconnaissance que partagera sans doute le lecteur, dont les regards indulgents se dédommageront sur le dessin, de l'insuffisance du texte.

Enfin si, après avoir éludé, jusqu'à présent, la dernière réclamation, elle revenait plus pressante, ce serait accroître nos regrets de n'être pas en mesure d'y satisfaire dignement : mais, avec la meilleure volonté du monde, force nous est d'y répondre par un ajournement indéfini.

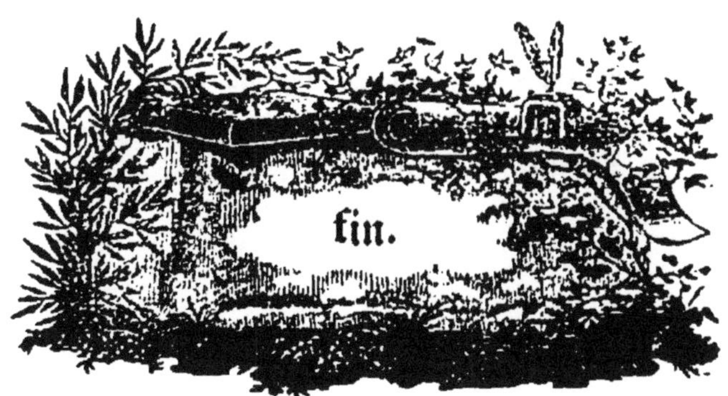

TABLE DES MATIÈRES.

—

FIN DE LA TABLE.

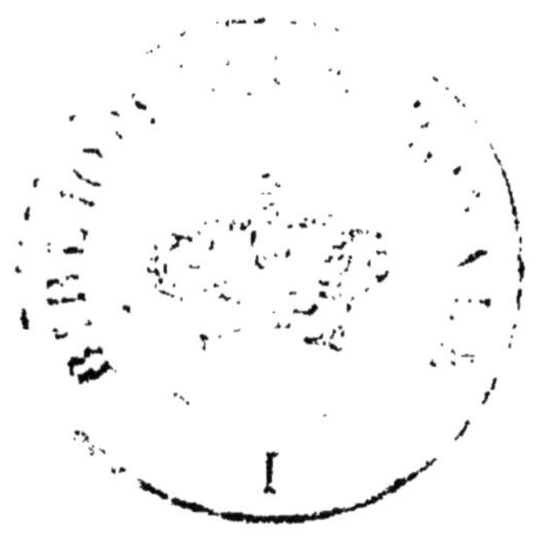

www.ingramcontent.com/pod-product-compliance
Ingram Content Group UK Ltd.
Pitfield, Milton Keynes, MK11 3LW, UK
UKHW021906260726
13966UKWH00006B/958